U0295347

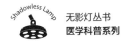

无影灯丛书

医学科普系列

急危病症简易救治

主编◎方芳 陈兰

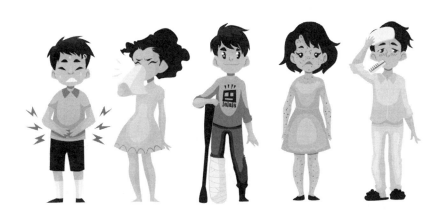

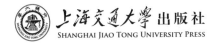

上海交通大學出版社

SHANGHAI JIAO TONG UNIVERSITY PRESS

内容提要

本书由一线急救医护人员编写,主要介绍了大家感兴趣的急危病症常识和简易救治方法。全书共分为 3 篇 32 个病症,第一篇为常见急危病症,第二篇为急救技巧,第三篇为急救小常识。书稿采用趣谈体导入真实案例,带领大家走进医学的知识园地,探寻常见误区,了解家庭简易救治与急救处理的方法。通过问答方式,换位百姓视角,对大家最关注的问题给出专业解释,使本书充满人文关怀。同时,借助生动的手绘画,把科学的构思变为艺术沟通,使内容更加生动有趣。本书具有很强的实用性和可操作性,适合大众阅读,是居家必备的实用急救手册。

图书在版编目(CIP)数据

急危病症简易救治/ 方芳,陈兰主编. —上海:
上海交通大学出版社,2023.9
(无影灯)
ISBN 978 - 7 - 313 - 29164 - 6

Ⅰ.①急… Ⅱ.①方… ②陈… Ⅲ.①急性病-急救
②险症-急救 Ⅳ.①R459.7

中国国家版本馆 CIP 数据核字(2023)第 140442 号

急危病症简易救治
JIWEI BINGZHENG JIANYI JIUZHI

主 编:方 芳 陈 兰
出版发行:上海交通大学出版社   地 址:上海市番禺路 951 号
邮政编码:200030   电 话:021 - 64071208
印 制:上海锦佳印刷有限公司   经 销:全国新华书店
开 本:880 mm×1230 mm 1/32   印 张:6.75
字 数:149 千字
版 次:2023 年 9 月第 1 版   印 次:2023 年 9 月第 1 次印刷
书 号:ISBN 978 - 7 - 313 - 29164 - 6
定 价:58.00 元

编委会名单

主　编

方　芳

陈　兰

副主编

普　鹰

张　琦

杨　炯

编委会成员

（按汉语拼音首字母排序）

曹锦慧　陈丽丽　程　峰　郭晓颖　衡　颖

吕汇颖　沈燕君　汤佳骏　王　寅　王　正

王钟莹　虞　舟　张　欢

前言
PREFACE

中国特色社会主义进入新时代,我国转向高质量发展阶段,科技创新不断拓展提升,科学普及发生深刻变化,科技创新与科学普及面临新的发展环境和要求,也出现了一些新的趋势和现象。

习近平总书记关于"科技创新、科学普及是实现创新发展的两翼,要把科学普及放在与科技创新同等重要的位置"的论述,为新时代的科普工作指明了方向,也明确了新时代科普的重要地位。科普在促进科技与社会良性互动方面发挥着重要作用。实践证明,科普不仅仅是简单的知识传播,更能有效提升科学理性,引导公众行为,助力应对重大危机,在服务国家治理体系和治理能力现代化中具有不可替代的作用。

目前,国内许多老百姓的基础卫生健康知识非常缺乏,在网络上求医问药屡见不鲜。然而,许多披着科普外衣的医学伪科普在网络上大肆传播、以假乱真,引发恐慌。有些患者因为相信伪科普而错过了最佳的治疗时机,甚至受到了不可逆的伤害。临床工作中,在与患者及其家属的沟通中发现,在我们看来非常基础的常识性医学与护理知识,他们往往是不知道的,甚至存在认识误区。医学科普是向老百姓进行健康教育的重要手段。

《健康中国行动(2019—2030 年)》中提到,2017 年居民健康素养水平只有 14.18％。城乡居民关于预防疾病、早期发现、紧急救援、及时就医、合理用药、应急避险等维护健康的知识和技能比较缺乏，不健康的生活方式也比较普遍。《健康中国行动（2019—2030 年）》的目标是：到 2030 年，全国居民健康素养水平不低于 30％。法国《欧洲时报》曾报道，根据欧盟统计局最新发布的报告，欧洲有近 1/3 的死亡率为"可避免死亡概率"，必要的医疗技术知识和适当的医疗保健可有效避免部分死亡原因。医学科普的重要性不言而喻。

健康科普还是需要真正的医护群体参与，医学科普并非仅仅是医学的一个附属品，更是我们应该承担的责任。医疗卫生机构是健康科普的主阵地，医护人员则是主力军。

为开展重症医学与急诊急救、重症护理学等关键技术的规范化管理与标准化推广，依托申康医院发展中心项目——《急危重症护理专业技能提升基地建设及推广项目》（编号：SHDC22022219），我们召集了急诊危重科、重症监护室、外科、内科等多领域专科护理人员，精心筹备编写了本书，力求做一本兼具人文关怀、有温度、有内涵的医学科普书籍。通过撰写专业的医学科普内容，唤醒百姓对科学的兴趣，摆脱枯燥乏味的白纸黑字，引导百姓走进科学、走进医学。希望能让更多人面对急危重症不慌乱，知晓如何应对、如何处理、如何预防，从而更好地管理自身健康，综合性地提升全民的健康素养。

由于本书的编者多为中青年的医学、护理人员，尽管大家做出了最大的努力，但是限于水平，书中仍存在不足之处，恳请广大读者在阅读中发现并予以指正。

方芳　陈兰

2023.6.20

目录
CONTENTS

第一篇　常见急危病症

第二篇 急救技巧

第三篇 急救小常识

第一篇
常见急危病症

1

血压要知晓，降压要达标

2022 年 10 月 8 日是第 25 个"全国高血压日"，宣传主题是"血压要知晓，降压要达标"。目的是指导广大群众做好自我血压管理，有效控制高血压危险因素，切实提高血压知晓率、治疗率和控制率。据统计，我国高血压患者近 3 亿，平均每 10 个成年人中，就有 3 名高血压患者和 4 名高血压潜在患者。数据显示，只有 30.5％的高血压患者被确诊；确诊的患者中，只有 46.4％接受了治疗；治疗的患者中，只有 29.6％能把血压控制好。随着社会经济的快速发展和生活方式的变迁，高血压患病人群不断增长，并呈现出年轻化趋势。

您对高血压了解多少呢？今天，您重视自己的血压了吗？

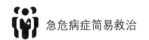
一、知识园地

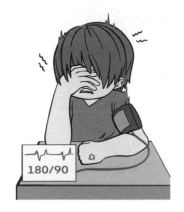

1. 什么是高血压

高血压（hypertension，arterial hypertension）是一种以体循环动脉压升高、周围小动脉阻力增高，同时伴有不同程度的心排血量和血容量增加为主要表现的临床综合征。在非药物控制的前提下，一般将收缩压≥140 mmHg 和（或）舒张压≥90 mmHg，称为高血压。

2. 临床表现

患者多表现为头晕、头痛、眼花、耳鸣、失眠、乏力等症状。长期高血压可导致多种心血管疾病，并可影响到靶器官（如心、脑、肾等）结构和功能的改变，最终导致心力衰竭、肾衰竭和脑卒中等严重后果。大多数高血压起病缓慢，缺乏特殊的临床表现，往往在体检测量血压时或发生心、脑、肾等并发症时才被发现。

3. 病因

原发性高血压的病因尚不完全清楚，其发生是多种因素共同作用的结果，主要包括遗传因素和环境因素两个方面。环境因素又包括不良的饮食习惯、精神刺激及吸烟等。另外，肥胖、药物等都与原发性高血压的发生有关。继发性高血压的病因较明确，常由肾脏疾病、内分泌疾病等引起。

（1）遗传因素：高血压具有明显的家族聚集性。父母均有高血压,子女的发病率可高达 46%。约 60%的高血压患者有高血压家族史。其遗传可能存在主要基因显性遗传和多基因关联遗传两种方式。遗传性不仅体现在高血压的发病率上,血压水平、并发症发生以及其他有关因素(如肥胖等)也与遗传有关。

(2) 环境因素:包括不良的饮食习惯、长期精神刺激和吸烟等因素。

● 不良的饮食习惯:高钠、低钾、低钙饮食,大量饮酒,蛋白质摄入过量等,均可促使血压升高。

● 长期精神刺激:长期从事高度精神紧张工作的人群与长期生活在噪声环境中、听力敏感性减退者的高血压患病率较高。休息或精神松弛后,高血压症状和血压水平往往可获得一定程度的改善。

● 吸烟:交感神经末梢释放去甲肾上腺素增加而使血压增高,同时可以通过氧化应激损害一氧化氮介导的血管舒张,从而引起血压升高。

(3) 其他因素:如肥胖、药物等。

● 肥胖:约 1/3 的高血压患者有不同程度的肥胖。体重常是衡量肥胖程度的指标,一般采用体重指数(body mass index, BMI),即体重(kg)/[身高(m)]^2。人群中 BMI 与血压水平呈正相关,BMI 每增加 3 kg/m^2,4 年内发生高血压的风险,男性增加 50%,女性增加 57%。肥胖的类型也与高血压的发生密切相关,腹型肥胖者容易发生高血压。

● 药物:服避孕药的妇女血压升高的发生率和程度与服药时间有关。口服避孕药引起的高血压一般为轻度,并且可逆转,大多在终止服药后 3~6 个月血压可恢复正常。其他如麻黄碱、肾上腺皮质激素、非甾体抗炎药、甘草等也可使血压升高。

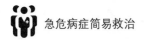

（4）疾病因素：多种疾病都会导致高血压。

● 肾脏疾病：如肾小球肾炎、慢性肾盂肾炎、先天性肾脏病变（多囊肾）、继发性肾脏病变（结缔组织病、糖尿病肾病、肾淀粉样变等）、肾动脉狭窄或肾肿瘤等。

● 内分泌疾病：如皮质醇增多症、嗜铬细胞瘤、原发性醛固酮增多症、甲状腺功能亢进、甲状旁腺功能亢进、腺垂体功能亢进、围绝经期综合征等。

● 心血管病变：如主动脉瓣关闭不全、完全性房室传导阻滞、主动脉缩窄、多发性大动脉炎等。

● 颅脑病变：如脑肿瘤、脑外伤、脑干感染等。

● 其他：如睡眠呼吸暂停综合征、妊娠高血压综合征、红细胞增多症等。

4. 高血压的分级——您的血压在哪个范围

高血压根据血压水平的不同共分为 3 级。

1 级高血压：也称轻度高血压，指的是收缩压为 140～159 mmHg，舒张压为 90～99 mmHg。

2 级高血压：即中度高血压，收缩压为 160～179 mmHg，舒张压为 100～109 mmHg。

3 级高血压：考虑为重度高血压，收缩压≥180 mmHg，舒张压≥110 mmHg。

二、常见误区

误区一：只有降压药才能降血压？

除了降压药，全面的健康生活方式，包括坚持运动、健康饮食、控制体重、不要熬夜、好的心情都利于对高血压的控制。

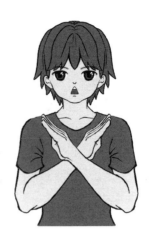

误区二：降压药伤肝、伤肾，不能长期吃？

正规的降压药并不会直接伤肝、伤肾，反倒是拒绝吃降压药，高血压长期得不到控制会大大增加心脏、肾脏以及大血管出现并发症的风险。一旦出现并发症，经常是致命的。

误区三：吃了降压药以后，血压已经降下来了，就可以不用再吃药了？

这种情况可以用吃饭来类比，我们今天吃了这顿饭，只管我们今天的饥饱，明天不吃的话还会饿。降压药也是这样，今天吃了降压药，血压正常了，明天不吃药，血压仍然会升高。

三、家庭简易救治与急救处理

1. 如何判断

您日常生活中是否出现过以下情况呢？当出现以下情况时，您应该对自己的血压给予足够重视，并应及时就医。

（1）至少 3 次及非同日测量血压发现血压升高，收缩压≥140 mmHg，或舒张压≥90 mmHg。

（2）曾经有一过性血压升高，出现头痛、头晕、恶心症状。

（3）家庭自测血压连续 5～7 天，发现收缩压≥135 mmHg，舒张压≥85 mmHg。

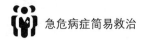

（4）短时间内在某种诱因下血压显著升高,收缩压≥180 mmHg,或舒张压≥120 mmHg,同时伴有重要靶器官的急性损害,并出现以下症状:

● 自主神经功能失调征象:面色苍白、烦躁不安、多汗、心悸、心率增快(＞100 次/分),手足震颤、尿频。

● 眼底改变:视物模糊,视力丧失。

● 充血性心力衰竭:胸闷、心绞痛、心悸、气急、咳嗽,甚至咯泡沫样痰。

● 进行性肾功能不全:少尿、无尿、蛋白尿,血浆肌酐和尿素氮增高。

● 脑血管意外:一过性感觉障碍、偏瘫、失语,严重者出现烦躁不安或嗜睡。

● 高血压脑病:剧烈头痛、恶心和呕吐,有些患者可出现神经精神症状等,这提示您可能发生了高血压急症。

2. 如何自救

突发高血压的处理方法包括以下几方面:

（1）解除应激因素:如外伤、情绪剧烈波动或大量饮酒、吸烟。

（2）患者应立即停止目前的活动,马上坐立或平躺休息,尽量避免移动。

（3）若患者意识清醒,且有长期慢性高血压病,可自备降压药物,如口服卡托普利、美托洛尔等。

（4）若患者意识丧失、呼之不应,须立即行心肺复苏并紧急入院。

（5）若患者有头痛头晕、恶心呕吐等症状,须立即禁食、禁饮,及时完善颅脑 CT 检查以排除脑出血等情况。

（6）患者突然心悸气短，呈端坐呼吸状态，口唇发绀，肢体活动失灵，伴咯粉红色泡沫样痰时，考虑有急性左心衰竭，应吩咐患者双腿下垂，采取坐位；如备有氧气袋，及时吸入氧气。

3. 如何预防

（1）保持健康的体重，超重和肥胖患者应减轻体重。我国《高血压基层诊疗指南（2019 年）》（以下简称《指南》）推荐，将 BMI 控制在 18.5～23.9 kg/m²，男性腰围＜90 cm，女性腰围＜85 cm。超重患者少量减重（例如减轻 5 kg）就会有帮助。

（2）食用有益于心脏健康的食物。多吃富含维生素 C 和钾的新鲜水果、蔬菜，采取低脂、低盐、低糖饮食，吃含钾较丰富的食物，适当补充叶酸。

（3）进行运动或适当的体力劳动。在医生指导下制订规律的体育锻炼计划，在身体能耐受的前提下，每周进行至少 2.5 小时的中等强度运动或至少 1.25 小时的高强度运动。

（4）戒烟，并避免接触二手烟。

（5）避免或尽量减少饮酒和含酒精饮品。

（6）减少盐的摄入。我国《指南》推荐高血压患者每天钠盐摄入控制在 5 g 以下。

（7）学会释放精神压力，保持轻松乐观心态。

（8）学会自己在家里监测血压。

四、百姓问与答

Q1：药物控制血压期间，有哪些注意事项呢？

A：患者需要按照医生要求规律复查，有时需要进行血压测

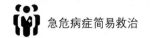
量、血液学检查和评估降压药物的作用。

(1)如果出现服药后不适,例如咳嗽等,要告知医生,可能是药物导致的不良反应,医生一般会视情况调整用药。

(2)服药期间避免或谨慎使用非甾体抗炎药,常见的对乙酰氨基酚、布洛芬、萘普生及阿司匹林等就属于此类药物。如需服用,应先咨询医生。非甾体抗炎药可能会升高血压、影响降压药的疗效,还可能与降压药相互作用导致肾脏问题。

(3)在咨询医生前,不要擅自服用任何其他药物、维生素或膳食补充剂。药物可能发生相互作用,影响降压药的疗效或引起不良反应。

(4)高危以上高血压患者(有合并疾病),药物治疗通常持续终身,患者需要坚持健康生活方式,并严格遵照医嘱服用药物,尽量避免漏服,不要擅自停药。

Q2: 降压药吃了很多年了,会不会产生耐药性,要不要更换?

A:其实降压药不会产生耐药性,吃了很多年,如果降压效果良好,是不需要更换的。但若随着服药时间的增长,血压还在升高,则可能是单一的降压药或者是原有的降压药不能起到很好的血压控制作用,这种情况下可考虑增加降压药的种类,或是增加原有降压药的剂量,从而实现控制血压达标的目的。

2

你是脑出血高危人群吗

脑出血发病突然,病情重,短时间内可急骤变化,治疗恢复时间长,病死率高,严重影响患者的生活质量。流行病调查学显示,脑出血患者的病死率高达 60%,而存活者中约 80% 遗留有不同程度的偏瘫、失语等残疾,对人类的生命健康构成了极大的威胁,且给家庭和社会带来了较为沉重的经济负担。如果你能进一步了解脑出血知识,掌握其急救方法,就能为抢救脑细胞争取更多机会哦!

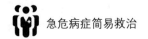

一、知识园地

1. 什么是脑出血

脑出血(intracerebral hemorrhage)又称自发性脑出血,指非外伤性脑实质内出血。绝大多数脑出血是由高血压合并小动脉硬化的血管破裂引起,常表现为头痛、恶心、呕吐、不同程度的意识障碍及肢体瘫痪等。脑出血占全部脑卒中的 20%~30%,急性期病死率为 30%~40%。

2. 临床表现

本病多发于 50~70 岁的中老年人,大多数在动态下发病,如激动、疲劳、过度用力等,少数人在静息状态或睡眠中发病。

(1)前驱期。

● 一般病前无预感。

● 少数患者在出血前数小时可有头晕、头痛等。

(2)发病期。

● 50%的患者典型表现为突然出现头痛,常伴有呕吐症状。

● 起病急、重,常在数分钟或数小时内病情即可以达到高峰,也可在数分钟内陷入昏迷。

● 临床表现与出血的部位、速度和出血量有关。基底核、丘脑与内囊出血引起轻偏瘫是最常见的早期症状;约 10%的病例出现癫痫发作,常为局灶性,重症者迅速转入意识障碍或昏迷。

3. 病因

(1)原发性脑出血:原发性脑出血起源于小血管自发破裂的脑内出血,无明确病因直接引起。主要由长期的高血压或脑淀粉样血管病变引起的小血管自发破裂导致，占所有脑出血的 78％～88％。

●高血压：这种慢性病会损伤血管壁。未经治疗的高血压是脑出血的主要可预防病因。

●脑淀粉样血管病：是随着老化和高血压出现的一种血管壁异常疾病，引发大出血前可引起许多微小不被察觉的出血。

（2）继发性脑出血：由血管病变、血液成分异常或其他原因直接引起的脑出血，占全部脑出血的 20％左右，常见病因如下：

●血管畸形（动静脉畸形）：大脑内部和大脑周围血管弱化，可能出生时就存在，但出现症状时才被诊断。

●肿瘤：如脑肿瘤或动脉瘤。动脉瘤破裂，使血液流入大脑导致脑卒中。

●血液病：例如血友病和镰状细胞贫血。血友病患者的血液中缺少凝血机制所必需的凝血因子，一旦出血难以止住；而镰状细胞贫血，由于红细胞的异常会发生溶血。这两种情况都可能伴发脑出血。

●药物因素：如不当使用抗凝药、抗血小板药和拟交感神经药物均可导致出血。

二、常见误区

脑出血病情危急，生活中我们采取急救措施时，应该避免以下急救误区。

当家里人出现头痛、呕吐、言语障碍、偏身麻木无力，甚至神志不清、抽搐时，很可能就是发生了急性脑出血，此时家属应该让患者躺下休息，立刻拨打 120 急救电话求助，但应该避免以下情况：

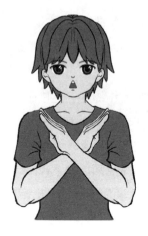

（1）继续活动。应该立即停止活动，去除外界刺激因素，坐下休息，以免加重病情。

（2）使用网上学来的急救偏方，比如针刺、放血或自行服用某些中药等。应该及时就医检查，明确诊断，按医嘱服药。

（3）当患者出现呕吐或神志不清抽搐的时候，强行往嘴里塞东西。此时只要保持患者侧卧位，清除口中分泌物，防止误吸或窒息。如有义齿，尽可能取出义齿。

（4）轻症患者，发病后还能够活动，自己或家属选择在家里休息、观察。时间是挽救大脑细胞的关键，要记住：失去时间，就是失去大脑。即使症状轻微，也要去医院做进一步的检查，以免耽误疾病的诊治。

三、家庭简易救治与急救处理

1. 如何判断

（1）如果出现以下情况应及时就医：突发性剧烈头痛；恶心、呕吐；无癫痫病史，但出现癫痫发作症状；感觉障碍，如视力变化；语言障碍如不能言语或无法理解别人讲话；吞咽功能障碍，如吞咽困难；偏身感觉障碍，如身体不协调，一侧手臂或腿无力；运动功能障碍，如肢体麻木无力、刺痛；精神和认知障碍，如人格改变，消极悲观、精神萎靡、容易激动等。

（2）如出现以下情况，应立即就医或拨打120急救电话：意识模糊、嗜睡或昏迷、大小便失禁、双眼瞳孔不等大等。

2. 如何自救

自发性脑出血往往发病比较急,病情进展速度快,发病前缺乏典型的先兆表现。脑出血自救时,应立即拨打 120 急救电话,保持呼吸道通畅,配合医生说明自身情况后,由专业医生进行处理。

(1) 立即拨打 120 急救电话:若出现明显的头痛、头晕、恶心、频繁呕吐,以及口齿不清、言语不利、一侧肢体无力等情况,应自己或由家人立即拨打 120 急救电话,在最短的时间内前往当地医院就诊,以免耽误病情。

(2) 保持呼吸道通畅:当出现频繁呕吐的情况时,应尽量平卧,将头偏向一侧,将呕吐物清理干净,以免呕吐物堵塞气道造成误吸的情况,然后等待急救。

(3) 配合医生说明自身情况:入院后需要尽快完善头颅 CT 检查,判断目前脑出血的具体部位、出血量以及是否需要接受治疗。此时,应由家属尽可能向接诊医生提供发病的具体时间、发作时的情况、既往是否患有某些基础性疾病、平时服用哪些药物、接受哪些治疗、是否有明确的过敏史等。

3. 如何预防

(1) 高血压人群应按时服药,定期监测,合理控制血压。

(2) 注意劳逸结合,合理安排工作,保证足够的睡眠,避免过度劳累,养成良好的运动习惯。

(3) 饮食以清淡为宜,少食动物脂肪或胆固醇含量高的食物,多吃水果、蔬菜和鱼类等。

(4) 严禁吸烟、酗酒。烟、酒能加速动脉硬化的发展,对高血压患者更加有害,并能够引起血管痉挛造成危害。

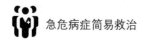

（5）保持大便通畅,避免过度用力排便。多吃蔬菜、水果,多喝水,软化粪便,以免血压突然增高。

（6）注意季节变化,防寒避暑,适当增减衣物,避免因血压波动幅度加剧而发生意外。

（7）蹲下、弯腰及卧床、起身或体位改变时,动作宜缓慢,可用头低位及眼睛向下的方式渐渐起身;切勿突然改变体位,防止发生意外。

四、百姓问与答

Q1:哪些人更易患脑出血?

A:高血压、糖尿病、高血脂患者,吸烟、饮酒者,滥用药物者,肥胖者,久坐不动者,高强度工作者。

Q2:脑出血能治愈吗?

A:（1）有的脑出血不能彻底治愈。

● 出血量大。如果脑出血量比较大,是不能够彻底治愈的,且可能因抢救不及时而死亡。出血量大多数会对脑神经和脑细胞造成一定的损伤,致使后期出现一些后遗症,如偏瘫、语言障碍、记忆力下降等,是不能够被彻底治愈的。

● 重要部位出血。出血部位也决定治疗效果。脑部重要功能区出血是比较严重的,比如中脑部位出血,可能会出现意识障碍和大脑性强直,在很短的时间内就可能造成生命危险。因此,及时抢救生命,将脑出血的危害降到最低是主要的治疗目的。严重的脑出血是不能彻底治愈的。

（2）有的脑出血能够治愈。

● 如果出血量比较微小,并且出血部位在脑部的边缘地区或者是脑室内,有的甚至没有症状表现,在经过及时止血治疗和卧床休息以后,影响较小,能够达到治愈的目的。

一旦出现脑出血后,是否能够彻底治好要看患者的出血量和出血部位,以及引起脑出血的病因。

Q3:脑出血常见后遗症有哪些?

A:脑出血是一种非常严重的疾病,即使积极治疗能够挽救生命,也常会伴随着不同程度的后遗症。比较常见的后遗症包括肢体麻木、偏瘫、失语、智力障碍、精神障碍、吞咽困难等;病情严重时,会因呛咳出现吸入性肺炎、窒息等,导致猝死。

3

请善待您的颈椎

随着移动互联网时代的到来,人工智能和大数据得到了迅速发展,人们的生活和工作方式都发生了很大改变,"低头族"的数量不断增加,这也导致了颈椎病的患病率逐年上升,且呈年轻化趋势。世界卫生组织(World Health Organization,WHO)公布的全球十大慢性顽固性疾病中,颈椎病排名第二。目前,全球颈椎病患者已攀升至 9 亿。2016 年,我国一项大样本全身慢性疼痛流行病学研究结果显示,颈椎病是排名第二的疼痛性疾病。

颈椎病会给人们带来疼痛,引发运动、感觉甚至心理上的多种功能障碍,严重影响患者的日常工作和生活质量。下面将从颈椎病的分型、临床表现、治疗、预防等多方面带你深入了解颈椎病。

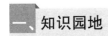

一、知识园地

1. 什么是颈椎病?

颈椎病是指颈椎间盘退行性变及其继发性椎间关节退行性变所致脊髓、脊神经根、椎动脉或交感神经受累引起的以颈背僵硬、疼痛、上肢放射性疼痛等为主要临床表现的一种临床综合征。

2. 颈椎病的临床分型

临床上可将颈椎病分为以下几类,即颈型颈椎病、神经根型颈椎病、脊髓型颈椎病、椎动脉型颈椎病、交感神经型颈椎病。

3. 颈椎病的临床表现

不同类型的颈椎病,其临床表现各不相同。

(1)颈型颈椎病:枕部及颈肩部疼痛,头颈活动受限,颈肌紧张,多无上肢症状。

(2)神经根型颈椎病:颈肩部疼痛和发僵常为最早出现的症状,在颈部活动、咳嗽、喷嚏和深度呼吸时疼痛可加重,其典型症状为单侧或双侧上肢麻木和(或)放射痛。

(3)脊髓型颈椎病:出现典型的颈脊髓损害的表现,以四肢运动障碍、感觉及反射异常为主,表现为四肢无力、精细活动失调、步态不稳、有踩棉花样感觉。

(4)椎动脉型颈椎病:表现为椎-基底动脉缺血症状,典型症状有颈性眩晕,即在颈部活动时引起眩晕,尤其是仰头位时,患者平衡障碍,容易猝倒。

(5)交感神经型颈椎病:可表现为眩晕、视物模糊、耳鸣、手部麻木、听力障碍、心动过速等一系列交感神经症状。

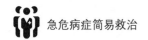

二、常见误区

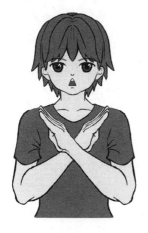

误区一： 颈肩部疼痛一定是颈椎病。

答案是否定的。常见的颈肩部肌筋膜炎、肩周围炎，也可表现为肩臂部疼痛；当出现手指麻木时，也可能是由尺神经炎、腕管综合征引起的。因此，颈椎病的诊断必须满足两个条件，即具有颈椎病的临床表现和相应的影像学依据（如 MRI、CT 检查）。仅有影像学检查所见的颈椎退行性改变而无颈椎病的临床症状者，不能诊断为颈椎病；而具有颈椎病的临床表现，但影像学检查正常者，应注意排除其他疾病。

误区二： 颈椎病只好发于中老年人。

颈椎部位的骨骼会随着年龄的增长逐渐出现老化、退变和增生，这属于生物体自然的生理性的退行性改变。因此，颈椎病好发于中老年人群，尤其是长期伏案久坐、睡姿习惯不良、肥胖、睡眠不足等人群。但近年来，颈椎病的患病率不断攀升，且呈年轻化趋势，这与人们的生活习惯、工作结构、工作压力、锻炼程度等都有着密切的联系。

三、家庭简易救治与急救处理

1. 颈椎病的治疗方法

颈椎病的治疗方法分为非手术治疗和手术治疗。

（1）非手术治疗：包括药物治疗、物理治疗、中医治疗及运动疗法等。

● 药物治疗：主要用于解除或减轻各种因素对神经、血管的压迫，保护椎间关节，达到消炎止痛、恢复颈椎关节稳定性的目的，包括非甾体抗炎药、阿片类止痛药、神经营养药、肌肉松弛剂、脱水药等。

● 佩戴颈托：在站立或坐位时佩戴颈托，可用于固定和保护颈椎，防止颈椎过度运动，避免进一步造成脊髓和神经损伤。一般建议白天佩戴颈托 3 周，之后 3 周间断佩戴颈托，6 周后完全摘下颈托。

● 颈牵引：该法通过纠正颈椎生物力学状态的失衡，减轻颈椎间盘的压力、扩大椎间隙，重建颈部的生物力学平衡。临床常用坐位枕颌布带牵引法。

● 手法治疗：以牵拉、推动、旋转等手法，调整颈椎的解剖及生物力学关系，同时对相关肌肉及软组织进行松解，达到缓解痉挛、减轻疼痛、改善关节功能的目的。

● 针灸治疗：采用普通针刺、电针、灸法、拔罐等疗法，可改善疼痛、麻木等症状。

● 物理因子治疗：包括经皮神经电刺激疗法、直流电离子导入法、电兴奋疗法、中频电疗法、红外线疗法等，其作用为扩张血管、改善局部血液循环、解除痉挛、消除炎症和水肿、调节自主神经功能、促进神经和肌肉功能恢复等。

● 运动疗法：包括颈椎静力性运动疗法和动力性运动疗法。静力性运动疗法适用于颈椎病急性期，有利于颈椎椎旁肌肉力量及弹性的恢复，且不会加重颈椎病的病损状态，如悬吊疗法。动力

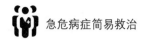

性运动疗法适用于颈椎病恢复期,通过颈椎各方向的主动运动来锻炼颈椎的各个关节,改善颈椎活动度,增强颈部肌肉力量和韧带弹性,如颈椎操。

(2)手术治疗:目的是中止颈椎病的相关病理变化对神经组织造成的持续性和进行性损害。按手术治疗的入路,分为前入路手术、后入路手术、后-前联合入路手术,医生根据不同的病情选择适当的手术方式。

2. 颈椎病犯了,该怎么办

颈椎病急性发作期,应尽可能卧床休息,减少坐位及站立时间,站立或坐位时应佩戴颈托制动,同时口服药物(如止痛药)缓解症状,及时去医院诊治。缓解期和康复期可进行康复治疗和传统中医疗法(如针灸、推拿等),但应在正规医疗机构治疗,由专业医生进行评估。不正规或不恰当的手法可引起脊髓损伤,造成严重后果。

3. 颈椎病的预防保健

(1)避免长时间保持低头姿势,在伏案工作学习时,每隔1～2小时活动颈部,让颈椎得以休息,防止慢性劳损。

(2)保持端正的坐姿,书桌和座椅应相匹配,使用电脑、手机时应平视屏幕,避免长时间低头;不要长时间曲颈斜枕,半躺看书。

(3)睡眠时选择略硬的床垫和高低适中的枕头,有利于保持脊柱和颈椎的生理弯曲。枕头要能托起颈部,避免颈部悬空;侧卧时枕头高度要充足,颈部才不会向下歪曲。

(4)注意颈部的防寒保暖,颈部受到寒气侵袭可致气血凝滞,诱发颈椎病。

(5)加强颈肩部肌肉的锻炼,可选择练瑜伽、打太极拳、打羽毛球、游泳、做引体向上、做颈肩康复操等运动方式。

（6）避免颈部受伤。体育锻炼时做好自我保护，开车、乘车时应系好安全带、扶好扶手，防止急刹车导致颈部"挥鞭样损伤"。

四、百姓问与答

Q1：得了颈椎病，是非手术治疗好？还是手术治疗好？

A：颈椎病是否需要手术治疗，与颈椎病的分型、非手术治疗的效果以及症状的严重程度相关。非手术治疗应视为颈型、神经根型、椎动脉型和交感神经型颈椎病的首选和基本疗法。下面详细介绍一下各类型颈椎病的手术治疗指征：

（1）颈型颈椎病：不建议采取手术治疗，以正规系统的非手术治疗为首选疗法。

（2）神经根型颈椎病：首选非手术治疗，但经3个月正规系统的非手术治疗无效或效果不佳，或症状反复发作、严重影响日常生活和工作，或是因受累神经根压迫导致所支配的肌群出现肌力减退、肌肉萎缩者，可采取手术治疗。

（3）脊髓型颈椎病：如无手术禁忌证，原则上应手术治疗；对于症状呈进行性加重者，应尽早手术治疗。

（4）椎动脉型、交感神经型颈椎病：以非手术治疗为首选疗法。

Q2：颈椎操如何做？

A：这里向大家推荐一套米字型颈椎保健操，可用于颈椎病的日常预防，或是康复期的功能锻炼，但有眩晕症状的患者应慎用或是遵医嘱进行。

第一节　仰头运动：由正中位向后仰头。

第二节　低头运动：由正中位向前低头。

第三节　左侧屈运动：由正中位向左侧侧屈。

第四节　右侧屈运动：由正中位向右侧侧屈。

第五节　左斜仰头运动：由正中位缓慢平转至左侧 45°方向，再向左上方做仰头运动。

第六节　左斜低头运动：由正中位缓慢平转至左侧 45°方向，再向左下方做低头运动。

第七节　右斜仰头运动：由正中位缓慢平转至右侧 45°方向，再向右上方做仰头运动。

第八节　右斜低头运动：由正中位缓慢平转至右侧 45°方向，再向右下方做低头运动。

第九节　逆时针环转运动：双肩向上，向中线提起以保护头颈部，做逆时针方向环转运动。

第十节　顺时针环转运动：双肩向上，向中线提起以保护头颈部，做顺时针方向环转运动。

让人头晕的梅尼埃病

在早期医学史上,眩晕被全部归因为由中枢神经系统疾病引起,在关于耳朵的文献中,完全没有提及眩晕疾病的病理和治疗。直到 1861 年,法国医生普洛斯帕·梅尼埃首先报告内耳疾病会引起眩晕、耳聋和耳鸣,颠覆了眩晕仅仅是由脑部疾病所引起的固有观念。为了纪念他的突出贡献,梅尼埃病这一耳性眩晕疾病就是由他的名字所命名的。

梅尼埃病是耳科常见疾病,40～60 岁为高发年龄段,女性略多于男性(1.3∶1)。大多数的梅尼埃病为单耳发病,少数患者为双耳发病。梅尼埃病可被视为一种慢性疾病,虽不致命,但其临床症状却会严重影响人们的日常生活。下面就让我们来揭开梅尼埃病的神秘面纱。

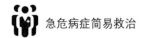

一、知识园地

1. 耳朵的功能

人的耳朵由外耳、中耳和内耳组成。外耳的主要功能是收集声音,并把收集到的声波传到中耳。中耳鼓膜振动引起听骨链的振动,将声波传到内耳。内耳的耳蜗是感知声音的主要结构,耳蜗基底膜上的毛细胞把声音信号转化为电子信号,通过听神经传给听觉中枢,从而产生了听觉。前庭也是内耳器官之一,由 3 个半规管、球囊和椭圆囊组成,负责感知人体的空间位置,保持人体平衡。因此,内耳的前庭和耳蜗总称为位听器官。

2. 什么是梅尼埃病

梅尼埃病是一种原因不明的耳源性眩晕疾病。其病理机制为内淋巴生成过多和吸收障碍导致内耳膜迷路积水,从而出现一系列耳蜗前庭症状。梅尼埃病的病因尚不明确,可能与自身免疫、病毒感染、外伤、缺血以及遗传基因异常等多个因素有关。

3. 临床表现

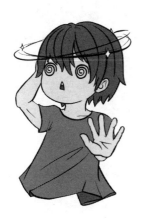

眩晕、听力下降、耳鸣和耳闷胀感是梅尼埃病典型的四联症,其具体表现如下。

(1)眩晕:发作性旋转性眩晕多持续 20 分钟至 12 小时,常伴有恶心、呕吐等自主神经功能紊乱和走路不稳等平衡功能障碍,无意识丧失;间歇期无眩晕发作,但可伴有平衡功能障碍。双侧梅尼埃病患者可表现为头晕、不稳感、摇晃感或振动幻视。

（2）听力下降：一般为波动性感音神经性听力下降,早期多以低中频为主,间歇期听力可恢复正常。随着病情进展,听力损失逐渐加重,间歇期听力无法恢复至正常或发病前水平。

（3）耳鸣及耳闷胀感：发作期常伴有耳鸣和（或）耳闷胀感。疾病早期间歇期可无耳鸣和（或）耳闷胀感,随着病情发展,耳鸣和（或）耳闷胀感可持续存在。

4. 临床分期

根据患者最近 6 个月内间歇期听力最差时 0.5、1.0 及 2.0 kHz 纯音的平均听阈进行分期,可将梅尼埃病分为四期。一期：平均听阈≤25 dB;二期：平均听阈 26～40 dB;三期：平均听阈 41～70 dB;四期：平均听阈＞70 dB。

二、常见误区

误区一： 出现眩晕、听力下降、耳鸣和耳闷胀感,一定是得了梅尼埃病。

在 2017 年版的《梅尼埃病诊断和治疗指南》中,梅尼埃病的诊断标准需满足以下 4 点：

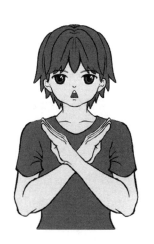

• 2 次或 2 次以上眩晕发作,每次持续 20 分钟至 12 小时。

• 病程中至少有一次听力学检查证实患耳有低到中频的感应神经性听力下降。

• 患耳有波动性听力下降、耳鸣和（或）耳闷胀感。

• 排除其他疾病引起的眩晕,如良性阵发性位置性眩晕、前庭

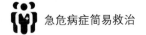

性偏头痛、迷路炎、前庭神经炎、突发性耳聋、颅内占位性病变、后循环缺血等。

可见，单次的眩晕发作，或是仅有听力下降的表现，而未进行听力学检查，并排除其他疾病，是不能盲目地诊断为梅尼埃病的。眩晕、耳聋、耳鸣和耳闷胀感是梅尼埃病四联症，但并非梅尼埃病的独有症状，在某些疾病的临床表现中也会出现类似梅尼埃病的部分症状群，如突发性耳聋患者；若累及前庭系统，会在听力下降前或听力下降后出现眩晕。迷路炎是化脓性中耳乳突炎的常见并发症。迷路炎患者也会出现眩晕、耳聋、耳鸣、耳闷胀感的症状。

误区二：梅尼埃病、良性阵发性位置性眩晕、前庭性偏头痛、前庭神经炎，傻傻分不清！

在生活中，我们常认为眩晕是因为脑供血不足或颈椎病压迫神经所致，其实有一类型眩晕与内耳前庭病变有关，称为耳性眩晕。耳性眩晕除了梅尼埃病外，常见的还有良性阵发性位置性眩晕、前庭性偏头痛、前庭神经炎等，那这些疾病的临床表现有什么不同吗？下面来简单地了解一下：

（1）良性阵发性位置性眩晕：就是平时所说的耳石症。当前庭椭圆囊囊斑上的耳石颗粒脱落后进入半规管管腔，在头部变动时就会引起眩晕。其临床表现为患者在起床、躺下、床上翻身、低头或抬头等头位改变时诱发眩晕，眩晕持续时间非常短暂，一般不超过 1 分钟，患者还可出现恶心、呕吐、头重脚轻、平衡不稳感等症状。

（2）前庭性偏头痛：是临床常见的、具有遗传倾向的、以反复发作头晕或眩晕，可伴恶心、呕吐和（或）头痛为症状的一种疾病。其前庭症状的表现形式多样，持续时间数分钟到数小时不等，主要为发作性的自发性眩晕，如视物旋转或漂浮错觉、自身运动错觉；

其次为头动诱发或位置诱发的眩晕或不稳;部分患者可出现姿势性不稳的表现。该疾病的眩晕发作可出现在偏头痛之前、之中或之后,多数患者头痛早于眩晕数年出现,部分偏头痛与眩晕发作始终相伴,少数眩晕起病早于偏头痛,极少数患者仅有眩晕而无头痛症状。

(3)前庭神经炎:是一侧前庭神经急性损害后出现的,临床表现为急性、持续性眩晕,伴恶心、呕吐和不稳感,易向患侧倾倒等症状的一种急性前庭综合征。疾病发作期,患者出现持续严重的眩晕,视物旋转,伴恶心、呕吐及不稳感,站立时易向患侧倾倒,头部活动时眩晕加重,眩晕症状一般在一天或数天后逐渐缓解;疾病恢复期,眩晕症状消失,患者可出现非旋转性头晕、不稳感、行走时向一侧偏斜的表现。

三、家庭简易救治与急救处理

1. 发作期治疗

发作期的治疗原则为控制眩晕和对症治疗。临床上常使用前庭抑制剂来控制眩晕急性发作,常用药物有异丙嗪、苯海拉明、地西泮(安定)等;当患者眩晕症状严重或听力下降明显,可酌情给予糖皮质激素,如泼尼松、甲泼尼松等;对于恶心、呕吐症状严重的患者,需补液支持治疗。

2. 间歇期治疗

间歇期的治疗原则为预防和减少眩晕的发作,减轻和预防听力损失、耳鸣和耳闷胀感,提高患者的生活质量。

(1)调整生活方式:规律作息、清淡饮食、避免不良情绪和劳累,健康的生活方式能有效控制50%患者的眩晕症状。

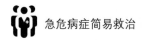

（2）药物治疗：常用药物有倍他司汀和利尿剂，均可有效控制眩晕发作。

（3）鼓室注射糖皮质激素：可控制眩晕发作，对耳蜗和前庭功能无损伤。

（4）鼓室注射庆大霉素：可有效控制 80%～90% 患者的眩晕症状，但存在注射耳听力损失的风险。

（5）手术治疗：采用以上治疗方法，仍有 5%～10% 的患者眩晕治疗效果不佳，可考虑手术治疗。手术方法包括内淋巴囊手术、3 个半规管阻塞术、前庭神经切断术、迷路切除术。

（6）前庭康复治疗：适用于间歇期有平衡障碍的患者，可缓解头晕、改善平衡功能，提高生活质量。

（7）听力康复：对于病情稳定的三期及四期梅尼埃病患者，可根据听力损失情况考虑验配助听器或植入人工耳蜗。

3. 急性发作时该怎么办

梅尼埃病急性发作时，患者会感到天旋地转般的眩晕，耳边有嗡嗡声，此时应立即坐下或躺下，避免不慎跌倒引起创伤；可以闭上眼睛，不要快速移动或转动头部。如果是已确诊梅尼埃病的患者，可服用医生开具的抗眩晕药物，待症状缓解后去医院就诊；若首次发病，可拨打 120 急救电话或由家属陪伴去医院就诊。由于引起眩晕的病因很多，应配合医生了解病史，完成相关检查，及时诊断疾病并治疗。

四、百姓问与答

Q1： 如何通过调整生活方式来预防、减少梅尼埃病的急性发作？

A： 首先，在饮食上需减少盐分的摄入，避免咖啡因制品、烟草、酒精和浓茶的摄入。国外研究发现,低钠饮食能升高血浆醛固酮浓度,调节内耳微循环及离子通道,促进内淋巴囊对内淋巴液的吸收,从而改善膜迷路积水。其次,做到规律作息,避免熬夜和过度疲劳。最后,要保持良好的情绪,避免精神紧张,减少不必要的精神压力。

Q2:前庭康复治疗是怎么一回事?

A:前庭康复治疗又称前庭康复训练,是指对眩晕及平衡失调的患者,特别是因前庭功能障碍所致症状者,采取以训练为主的措施,使机体已受损或紊乱的前庭功能获得改善,从而消除患者的症状。常用的前庭康复训练方式有注视稳定性练习、平衡和步态训练、习服训练、运动耐力训练。接受前庭康复治疗应去正规医疗机构的康复科,由康复治疗师进行专业的评估测试和训练指导。

天上的星星，人类的眼睛

生活中，我们经常会遇见一些意料之外的事，异物入眼就是其中一项。比如在户外活动过程中灰尘、飞虫等被吹到眼内；工地工作中金属碎屑误入眼内。一旦异物入眼，轻者会感到疼痛难忍、眼泪不止，重者可能会造成眼部损伤，甚至失明。

2020年4月，广州青年阿明在骑摩托车的时候，左眼不慎"撞"进了一只飞虫，他赶忙停车揉眼睛，当时揉出了黑色的虫子。本以为过一阵子就会没事，没想到痛到晚上都睡不着觉。遭遇飞虫入眼后，阿明近1个月内跑了多家医院，仍不见起色，视力下降到仅能看到眼前的手影。家人带他来到东莞一眼科医院求助。医生检查发现，阿明的角膜溃疡直径已经达到5.5 mm，如不及时控制感染，将会引起整个角膜的溶解，甚至穿孔，丧失视功能。医生表示，眼睛内发生了感染，致病菌为铜绿假单胞菌，这种细菌的毒性非常强。经过10天的住院治疗，阿明的视力已经恢复至0.6，眼睛的疼痛感也已经消失，后续的视力还有望继续提升。

一、知识园地

1. 我们的眼球是什么样子的呢

眼球是我们视觉的重要器官,呈球形,也是眼睛的重要组成部分。眼球壁分为3层,最外层为纤维膜,位于眼球前1/6的部分称为角膜。角膜中含有丰富的感觉神经末梢,所以很敏感,当一粒细小的沙石飞入眼内,我们就会感到不舒服。如果有了炎症和感染,更会引起明显的疼痛感。眼外伤是世界范围内单眼视力损伤或单眼盲的主要原因。眼部受到外伤后,异物进入并存留于眼球内称为眼内异物伤。在开放性眼外伤中,眼内异物伤的发生率为18%~41%。

2. 什么是异物入眼

异物入眼是指沙子、灰尘等细小异物进入到眼内,常伴有眼部流泪、不适感和异物感。

3. 异物入眼的危害

(1) 引起眼睛发炎:当异物入眼引起眼部不适时,我们常常会下意识地去揉眼睛。殊不知,这样一个简单的小举动可能会给我们的眼睛带来危害。在搓揉眼睛的同时,手上附着的病菌会被带入到眼内,引起眼睛发炎。

(2) 使眼球受损:入眼的异物不及时取出则可能会损伤角膜,引起视觉功能障碍,导致视力下降。眼睛玻璃体的含水量高达99%,能起到缓冲眼睛压力的作用。如果用手揉对其施加作用力,可能会出现变形,进而牵拉视网膜,或与紧贴的视网膜分离,引起玻璃体后脱离等严重问题。

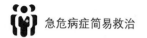

（3）异物嵌顿更深：异物入眼后直接用手揉搓，有时并不能把异物揉出来，反而会使眼球表面的异物嵌入更深、更牢固，在眨眼睛的同时进一步加剧机械性损伤，严重的可能引起结膜炎、角膜炎等。

二、常见误区

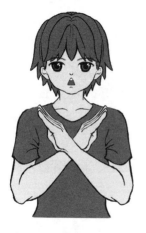

误区一：异物入眼后，滴点眼药水，把脏东西冲洗出来就好了。

"眼睛是心灵的窗户"，在我们的日常生活中，时常会发生异物入眼的事故。正确处理异物入眼非常重要，这在一定程度上可以预防并发症的发生。一旦有异物进入眼睛，切勿盲目自信，当自己不能处理时，千万不要耽误，应立即到医院进行治疗。异物在眼睛里停留的时间长了就可能引起感染，尤其是铁性异物，不但容易生锈，还容易造成眼睛感染，后果不堪设想，如不及时进行治疗，到时可就追悔莫及了。

误区二："保护"眼睛除了平时用眼卫生，做眼保健操就好了。

眼睛作为比较"娇嫩"的人体器官，需要我们在平时的工作和生活中，好好地保护它。防患于未然，在学习工作时，做到不弯腰驼背、不趴在桌上看书、不躺在床上看书。及时补充维生素 C、维生素 B_1、维生素 B_2 都对眼睛有所帮助。新鲜的蔬菜水果、鸡鸭鱼肉中都富含这些天然维生素，均衡膳食也有助于保护眼睛。同时，在户外骑行或从事木工、电焊等工作时，一定要提高保护眼睛的意识,按照规范佩戴好防护工具,不做危险的动作,以免异物入眼造成不可逆的损伤。

三、家庭简易救治与急救处理

1. 迅速判断

异物入眼后,需要及时判断入眼异物的性质。异物的性质和取出异物的时间长短决定了眼睛受到伤害的程度。常见的异物一般有灰尘、泥沙、蚊虫等,只要及时取出,一般不会造成很大伤害。当入眼的异物是石灰等化学物质,遇水会发生化学反应,对眼睛造成二次伤害。因此,不同的异物处理的方法也就完全不一样了。可见第一判断非常重要。

2. 冲洗眼部

对于普通非化学物质的异物,可以采用洁净水冲洗眼部的方法。冲洗时,用一手的示指和拇指分开上下眼睑,充分暴露结膜,使患眼处于较低的位置;另一手持冲洗液体,使水流轻柔地冲洗。同时,上下左右转动眼球,以便冲洗结膜囊的各个部分。

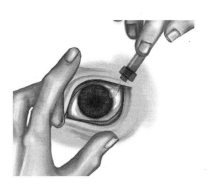

针对化学性质的异物,处理时先用干棉签尽可能将异物处理干净,再用中和剂或大量清水进行冲洗。

3. 及时就医

对于第一时间急救处理而言,最重要的是脱离致伤因素、避免

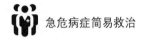

二次损伤和尽快排除球内、眶内异物等严重情况。但当初步处理后眼睛仍有不适感，则不能忽视残留异物的存在，会有眼球受损的可能，及时找眼科医生进行专业治疗。

四、百姓问与答

Q1：异物入眼后到医院挂什么科呢？有人说急诊科，有人说五官科，我被搞糊涂了。

A：当发生异物入眼后，需要按照之前的自救法进行评估，最好是选择有眼科专科的医院进行就诊。

Q2：在家里做好基础自救后来到医院就诊，医护人员会为我们做些什么？我们需要怎么配合呢？

A：首先，医护人员会对您的情况进行准确的评估，及时了解外伤史，详细询问受伤经过，仔细检查临床症状和体征。其次，还会根据入眼异物的大小、性质和致伤情况提出诊疗方案，进行妥善处理。同时，还会通过辅助检查做进一步的评估，查看是否已经出现并发症，比如外伤性虹膜睫状体炎、感染性眼内炎等。

面临意外伤害时，我们大多数都会出现紧张焦虑的情绪，要充分相信医护人员的专业素养，相信他们可以通过专业的技能来帮助我们解决问题，减轻自身的焦虑情绪，配合各项操作顺利进行。遵医嘱用药，有不良反应及时通知医护人员。

6

小小鼻出血，不容小觑

提起鼻出血，大家一定不会陌生，很多人曾有鼻出血的经历。可能在大多数人的眼里，鼻出血根本不算一回事。在日常生活中，鼻出血常发生于鼻部外伤后，通过简单的压迫止血，便能自我痊愈。在影视剧中，也经常会有白血病患者流鼻血的桥段。

血液病患者由于凝血功能异常，较正常人更容易发生鼻出血，且经常"血流不止"。有文献报道过这样一则病例：一位患者因鼻部外伤，导致左鼻间断出血20多天，来医院就诊。医生立即为其在鼻内镜下进行止血治疗，但治疗后左鼻仍再次活动性出血，在进行全面的凝血功能检查后，发现其患有血友病，这正是其反复鼻出血的"罪魁祸首"。寻找到病因后，通过对症用药，患者的鼻出血终于止住了。

看了这篇报道，你是不是对鼻出血有了多一点的重视呢？

鼻出血是耳鼻咽喉科最常见的急症之一，轻者仅表现为涕中带血，重者可导致失血性休克。鼻出血的原因不仅仅是鼻部外伤那么简单，有时候是某些疾病对你身体发出的警告。

在此，让我们来全面地了解一下鼻出血这个看似简单其实并不简单的常见症状。

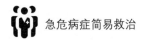

一 知识园地

1. 鼻腔常见出血部位

根据出血来源,鼻出血可分为前鼻出血和后鼻出血。

约90%的鼻出血发生在鼻中隔前部,又称前鼻出血。最常见的前鼻出血发生在血供丰富的鼻中隔利特尔区(Little area),因为此区域有3支主要血管吻合,即筛前动脉的鼻中隔支、蝶腭动脉的鼻外侧支和面动脉上唇分支的鼻中隔支。

后鼻出血通常发生在鼻腔后部,其出血常源于蝶腭动脉的后外侧支,也可能源于颈动脉分支,其出血、止血较困难,因此又称为难治性鼻出血。

2. 鼻出血的临床表现

鼻出血多为单侧出血,少数情况可见双侧鼻出血,出血剧烈或后鼻出血常表现为口鼻同时流血或双侧鼻出血。血块大量凝集于鼻腔可导致鼻塞症状,咽入大量血液可出现恶心、呕吐症状。成人急性失血量达500 mL时,可有头昏、口渴等症状,失血量达到1 000 mL时可出现血压下降、心率加快等休克前期症状。

3. 引起鼻出血的常见原因

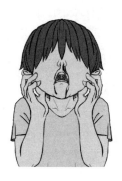

导致鼻出血的原因可分为局部因素和全身因素。

(1)局部因素:如鼻部创伤、鼻中隔病变、鼻腔鼻窦炎症、鼻腔/鼻部肿瘤及放疗后出血等。

(2)全身因素:如凝血功能障碍、急性发

热性传染病、心血管系统疾病、遗传性出血性毛细血管扩张症等。

● 凝血功能障碍：血液系统疾病，如原发性血小板减少性紫癜、白血病、再生障碍性贫血、血友病等；肝肾功能障碍，如严重肝病可因肝脏合成凝血因子障碍引起鼻出血等。

● 急性发热性传染病：如麻疹、疟疾、伤寒、出血热、流感等，多因高热导致血管发生中毒性损害，鼻黏膜充血、干燥，以致毛细血管破裂出血。

● 心血管系统疾病：高血压和动脉硬化是中老年人鼻出血的重要原因，病变使得动静脉压力增高，使毛细血管压力增加，因此在鼻腔黏膜较薄弱的区域发生毛细血管或小动脉破裂出血。

● 遗传性出血性毛细血管扩张症：该病属于常染色体显性遗传病，导致血管壁脆弱和血管畸形，引起鼻出血。

4. 为了明确鼻出血的原因，常见的检查有哪些

（1）常见的检查：包括前鼻镜检查和鼻内镜检查，前者用于发现鼻腔前部的出血点，后者用于明确鼻腔后部或隐匿部位的出血。

（2）数字减影血管造影（digital subtraction angiography，DSA）：对头颅外伤所致的鼻腔大出血，应高度警惕颈内动脉破裂、颈内动脉假性动脉瘤、颈内动脉海绵窦瘘等可能，行 DSA 检查有助于明确诊断。

（3）其他检查：如血常规、出血和凝血功能、肝肾功能、心电图、血压监测以及鼻部 CT 和（或）MRI 等检查。

5. 鼻出血的常见治疗措施

（1）局部治疗。

● 指压止血法：适用于鼻腔前部的出血，尤其适用于儿童和青少年的鼻出血，是鼻出血的家庭急救止血方法。

- 电凝止血法：适用于出血点明确的患者，进行烧灼止血。

- 鼻腔填塞术：包括前鼻腔填塞和后鼻腔填塞，适用于应急止血、弥漫性出血或出血部位不明确的止血。

- 血管凝固（结扎）术：鼻腔填塞术后仍不能止血，可根据鼻腔血管分布和可疑出血部位进行相应的血管电凝（结扎）术。

- 血管栓塞术：适用于上述方法不能控制的严重鼻出血或头颅外伤所致的严重鼻出血，通过 DSA 对血管进行栓塞治疗。

（2）全身治疗：当鼻出血失血量较大时，患者会出现头晕、口渴、意识改变、脉搏浅快、血压下降、面色苍白等失血性休克的表现，应及时给予输液、输血等抗休克、止血等急救治疗。

二、常见误区

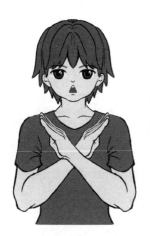

误区一： 鼻出血时，头后仰填塞鼻腔就行。

日常生活中，突然发生鼻出血，该如何止血呢？很多人的第一反应是头后仰，然后拿纸巾或棉球去填塞鼻腔，这种方法可能会有一定的止血作用，但并不是正确的做法。

误区二： 鼻出血不算病，不用去医院。

鼻出血确实不能算是一种疾病，但是对于某些人群（如鼻部严重创伤患者、凝血功能障碍患者、血液病患者、鼻腔肿瘤患者等）是可能发生大出血而危及生命的，需及时去医院治疗。

三、家庭简易救治与急救处理

1. 如何自救

第一步：正确按压，快速止血。

采用指压止血法，用出血鼻孔同侧手的大拇指指尖，压住出血一侧鼻翼，或是用拇指和示指捏住两侧鼻翼，压迫止血 10 分钟左右。

第二步：合适体位，局部冷敷。

鼻出血时应取坐位，身体略向前倾，保持头稍低位，张开嘴巴，用嘴呼吸，同时将流向咽喉部的血液及时吐出，切记不要仰头或仰卧，以免血液进入胃部刺激胃黏膜引起恶心、呕吐，或是误吸入气管导致窒息。可用冰袋或冷毛巾敷于额头或颈部，或用凉水冲一下面颈部，通过"冷刺激"使头颈部区域的血管收缩，可一定程度上起到止血的作用。

第三步：切勿慌张，及时就医。

若采用上述方法 10～15 分钟仍无法止血的话，应立即就医。对于近期反复少量鼻出血者，或是有鼻腔及鼻部肿瘤手术或放疗史、血液病、重度高血压、冠心病、肝脏疾病等患者，无论出血量多少均应及时就医。

2. 如何预防

（1）容易出鼻血者，保持房间温湿度适宜，在寒冷季节外出时可佩戴口罩，减少冷空气对鼻黏膜的刺激；保持鼻腔的清洁和湿润，可预防鼻出血。

（2）多吃蔬菜、水果，少吃煎炸类、刺激辛辣食物，不吸烟，保

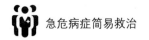

持大便通畅,便秘者可给予缓泻剂。

（3）避免抠鼻子、用力揉鼻子、鼻腔塞异物、鼻部撞击受伤等引起鼻黏膜损伤的情况。

（4）患有鼻炎、鼻中隔偏曲等鼻部疾病,以及其他诱发鼻出血的疾病,应及时就诊治疗。

四、百姓问与答

Q1：酗酒为何会引起鼻出血?

A：有研究表明,酒精摄入可能会增加鼻出血的风险。酗酒作为诱发鼻出血的原因之一,其发生机制主要是酒精对血管壁的损伤,以及对肝脏的损伤导致机体的凝血功能障碍,可以从以下四方面进行解释：

（1）血管壁损伤或血管壁的粥样硬化是引起鼻出血较为常见的因素。长期饮酒会造成血管内皮损伤以及血管壁粥样硬化,使血管的通透性和脆性增加,再加上鼻腔黏膜血管表浅,使得饮酒者更容易发生鼻出血。

（2）血小板数量和功能的异常是鼻出血及顽固性鼻出血发生的重要因素。长期过量饮酒患者血小板数量减少,这主要是因为酒精对肝细胞的损伤导致血小板合成减少、破坏增多。

（3）凝血因子缺乏是常见的鼻出血发生原因。饮酒对凝血因子的影响主要是酒精对肝脏的损害,导致凝血因子不能及时合成,长期饮酒使得机体的凝血功能不能正常发挥,导致鼻腔易于出血。

（4）血液中抗凝物质灭活不及时使鼻出血发生风险增高。受损的肝脏合成抗纤溶酶的能力下降,使得抗凝物质在血管内增多,导致脆弱的鼻腔血管易于出血。

Q2：鼻出血的好发人群有哪些？

A：鼻出血患者在年龄上呈双峰分布，好发于 10 岁以下儿童和中老年人群。儿童鼻出血的常见病因有鼻黏膜干燥、鼻炎、鼻部创伤等，多为前鼻出血，且具有自限性。此外，鼻出血的发生与季节因素有关，主要发生在冬季，可能与冬季温、湿度较低，以及冬季易发生上呼吸道感染、变应性鼻炎等有关。

7

急性心肌梗死是一种绝症吗

2005年7月，著名表演艺术家古月因急性心肌梗死，经抢救无效去世，享年68岁。

2007年6月，著名喜剧演员侯耀文在家中突发急性心肌梗死，经抢救无效去世，享年59岁。

2019年9月，北京人艺演员、导演班赞突发急性心肌梗死去世，年仅41岁。

2020年11月，一代球王马拉多纳突发急性心肌梗死去世，享年60岁。

据统计，在中国每年约有350万人死于心血管病，每天9590人，每小时400人，每10秒钟就有1人死于心血管疾病。急性心肌梗死已成为世界十大死因之一，并呈低龄化发展趋势。急性心肌梗死最典型的特征就是心脏的压榨性疼痛。可能很多人都会对"心痛"存在疑惑。说白了其实就是心脏不舒服、有疼痛感。从古至今，无论是谁，多多少少都会有心痛体验，这并不稀奇。那么，到底痛到什么程度才会危及我们的生命呢？

一、知识园地

1. 什么是急性心肌梗死

急性心肌梗死是因冠状动脉粥样硬化及血栓形成,造成一支或多支血管管腔狭窄或闭塞,短时间内导致心肌细胞缺血、缺氧而坏死,引起剧烈的胸痛及心功能急剧下降的一种临床上常见的心血管急危重症。

2. 临床表现

典型表现以剧烈而持久的胸前区、胸骨后乃至放射至左肩部疼痛为主,并伴有血清心肌损伤标志物进行性增高及心电图的动态演变。急性心肌梗死属于急性冠脉综合征的严重类型。

非典型性表现还有牙疼、胃疼或伴消化道症状,如恶心、呕吐等。

3. 病因

急性心肌梗死的患者多存在动脉粥样硬化。动脉粥样硬化主要与血脂异常、高血压、吸烟、性别和年龄、遗传因素、糖尿病和糖耐量异常、肥胖以及其他危险因素相关。动脉粥样硬化形成的不稳定斑块的破裂、出血,继发血栓形成,最终导致急性心肌梗死。

二、常见误区

误区一:只要胸口痛,就是得了心肌梗死。

急性心肌梗死最典型、最明显的症状之一便是心前区持久性剧烈疼痛,然而并不是所有的胸痛都被证明是心肌梗死,也并不是

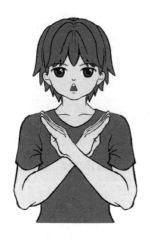

所有的心肌梗死发作都会有胸痛征兆。这简直就是一个非充分、非必要般的存在啊。千万不能危言耸听。需要警惕，但必须去正规医院进行检查鉴别，因为治疗方案会根据疾病自身的情况量身定制，有一些疾病的治疗可能与心肌梗死的处理背道而驰，千万不能盲目判断，错过最佳治疗时机。

误区二： 只是胸口疼痛，忍一忍，睡一会儿就好了。

正所谓"时间就是生命，时间就是心肌"。急性心肌梗死的救治是分秒必争的，千万不能因为疏忽大意而贻误了救治时机。多少惨烈的教训放在我们眼前，全国胸痛中心的建设和推广，就是想要尽可能地缩短血管开通的时间，尽可能地挽救生命。

三、家庭简易救治与急救处理

1. 如何判断

50%~80%的心肌梗死发作都伴有先兆症状。急性心肌梗死最典型的胸痛表现是胸前区剧烈疼痛，呈压榨样，持续时间达30分钟，即使休息也无法缓解。50%以上的患者可能伴有全身症状，除了胸前区剧烈而持久的疼痛，还可能出现大汗淋漓、恶心呕吐、口唇青紫、烦躁不安等情况。也有一些疼痛会以放射性的方式表现，如嗓子痛、牙痛、左肩痛、上腹痛等。

一旦你的心脏出现以上情况，它就是在向你呼救，提供报警信息,说明情况十分严重!请务必认真对待!

2. 如何自救

急性心肌梗死一旦发生,在院外猝死的概率是非常高的,并不是每一个发病的患者都有幸可以到医院救治,有很大一部分患者在院外甚至是入院途中就没有了生命迹象。因此,自救措施至关重要。万一出现以上所述胸痛情况,请您务必做到以下5步进行自救:

第一步:务必保持冷静,快速判断是否为急性心肌梗死,不要盲目施救。

第二步:停止活动,尽量卧床休息或就地平躺。

第三步:减少心肌耗氧,有条件者进行吸氧。

第四步:立即拨打120急救电话,保持清醒,等待医务人员救助。

第五步:家属做好入院相关准备,安全搬运,切勿盲目行动。

3. 如何预防

除了学会判断和自救,防患于未然也是非常重要的。

1992年世界卫生组织提出:没有疫苗可以预防心血管疾病,健康的生活方式是最好的预防。保持心脏健康的四大基础是:合理膳食、适量运动、戒烟戒酒、心理平衡。

(1)合理饮食,防止便秘,控制体重,控制BMI在$18.5\sim23.9\,\mathrm{kg/m^2}$。切勿在饱餐或饥饿情况下洗澡,气候交替时注意保暖,防止冠状动脉痉挛并发血栓引起急性心肌梗死的发生。

(2)适当锻炼,每周3次,每次30分钟。若在锻炼中出现胸痛、心慌、呼吸困难等不适症状,请立即停止活动,及时就诊。

(3)彻底戒烟,因为尼古丁会直接损伤心脏内皮细胞,戒烟可

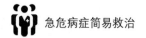

使心脏事件发生率下降7％～47％。还需戒酒,长时间饮酒,可能会导致血压升高,还可能会影响心肌的供血情况,从而引起心肌梗死。

(4)冠心病患者遵医嘱用药,保持心情愉悦,积极治疗高血压、高血糖、高血脂等原发病。定期门诊随访。

四、百姓问与答

Q1:没有心脏病的人会不会得急性心肌梗死?哪些人比较容易得这个病呢?

A:如果常规体检正常,心电图、心脏彩超和颈动脉彩超检查都正常,一般情况下是不会发生心肌梗死的。有冠心病史合并糖尿病、高血脂、肥胖、高血压病史的人群,长期从事重体力劳动的人群(如长期负重爬楼或者参加过度体育活动者),连续紧张劳累的人群,经常暴饮暴食,伴有便秘、吸烟、大量饮酒以及容易情绪激动的人群,容易发生心肌梗死。

Q2:家里老人总说自己心里不舒服,医生说他属于心绞痛,那如何判定心绞痛和心肌梗死呢?

A:心绞痛和心肌梗死的鉴别并不难,需要掌握它们的特点。心绞痛是由于心肌血液供应不平衡,引起短暂性缺血的一种发作性胸痛或胸部紧闷和不适感,以胸骨后为典型发作部位,休息或舌下含服硝酸甘油后可以缓解。而心肌梗死是因冠状动脉急性梗死,引起持久而严重的心肌缺血,不及时治疗,心肌会出现大面积坏死。心肌梗死在临床上多有剧烈而持久的胸骨后疼痛,休息及硝酸酯类药物不能完全缓解,伴有血清心肌酶活性增高及进行性心电图变化,可并发心律失常、休克或心力衰竭,常可危及生命。

(1)心绞痛有三大特点。

● 心前区(胸骨上中段后部)压迫、紧缩样绞痛持续时间不超过15分钟。

● 发作前常有诱发因素,休息后绞痛逐渐缓解。

● 舌下含服硝酸甘油片后疼痛可以缓解。

(2)急性心肌梗死有四大特点。

● 心前区剧烈疼痛,可有濒死感,常伴有烦躁不安。

● 疼痛持续时间超过15分钟,有的可达半小时或更长。

● 休息仍不能缓解。

● 舌下含服硝酸甘油片后不能缓解。

8

血管炸弹——主动脉夹层

主动脉夹层以发病急、变化快、后果恶为典型特征，用"命悬一线"这个词来描述急性主动脉夹层的凶险绝不夸张。资料显示，若患者未经及时治疗，在 24 小时内的病死率达 33%，48 小时内更高达到 50%；2 周内未治疗的升主动脉夹层患者病死率达 75%，3 个月后升至 90%，1 年后约 100%。据报道，世界著名科学家爱因斯坦就是死于该病。身患马方综合征的著名美国女排运动员海曼、中国男排运动员朱刚最终因此疾病去世，中国台湾艺人黄鸿升因主动脉夹层造成血管阻塞去世……主动脉夹层是心血管系统疾病中最为凶险的一种，致死率高，每延误 1 小时，病死率就增加 1%。它就像潜藏在患者身体内的一颗不定时炸弹，一旦破裂可顷刻间死亡。

一、知识园地

1. 什么是主动脉夹层

主动脉夹层是直接从心脏左心室发出的最粗大的动脉,是人体整个动脉系统的源头。主动脉夹层(dissection of aorta)是由于各种病因导致主动脉壁压力增加或结构变化,血管内膜出现破口,在高速高压

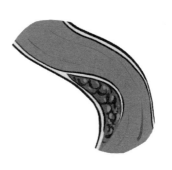

血流冲击下,内膜与中膜分离,血液注入形成假腔,这是一种有致命危险的危重疾病。

2. 临床表现

(1)典型症状:疼痛。

● 疼痛是本病最主要和常见的表现。感觉胸、背或延及腹部持续性无法忍受的撕裂样或刀割样的剧痛。

● 疼痛还可放射到肩背部,亦可沿肩胛间区向下肢等处放射。

● 部分患者无明显疼痛,例如马方综合征、激素治疗以及起病缓慢者。

(2)心血管症状:夹层影响到心脏瓣膜、冠状动脉等部位时,可导致心力衰竭、心源性休克的发生,患者可表现为心悸、全身冷汗、咳粉红色泡沫痰、呼吸困难、意识模糊、昏迷等症状;如夹层假腔渗漏或夹层破入心包还能引起心包积液或心包压塞,可导致猝死发生。

(3)其他:主动脉夹层还可能波及各种重要的分支血管,造成

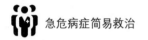

脏器缺血甚至功能衰竭。

● 夹层累及无名动脉或左颈总动脉可导致中枢神经系统症状,患者可有头晕、一过性晕厥、精神失常;夹层影响脊髓动脉灌注时,可导致截瘫、大小便失禁等;夹层压迫左侧喉返神经时还可导致患者声音嘶哑。

● 夹层累及一侧或双侧肾动脉可有腰痛、血尿、无尿等症状。

● 夹层压迫腹腔动脉、肠系膜动脉时可引起恶心、呕吐、腹胀、腹泻、黑便等症状。

● 夹层累及下肢动脉时可出现急性下肢缺血症状,如肢体疼痛、发凉、发绀等。

● 夹层可破入左侧胸膜腔引起胸腔积液;也可破入食管、气管或腹腔,出现休克以及呕血、咯血等症状。

(4)伴随症状:疼痛发生时,多数患者伴有高血压、心动过速、烦躁不安、大汗淋漓等症状。

3.病因

(1)主动脉夹层常见的诱发因素:如疾病、动脉结构异常、遗传及其他因素。

● 造成主动脉血管壁受压增加,如高血压、主动脉缩窄、外伤等。

● 导致主动脉管壁结构异常,如动脉粥样硬化、动脉瘤、主动脉瘤、大动脉炎等。

● 遗传因素,如遗传性结缔组织病。

● 其他,如妊娠、医源性主动脉夹层等。

(2)主动脉夹层的危险因素:包括年龄、性别、季节、疾病、生活习惯等因素。

- 年龄：50 岁左右的青壮年人群。
- 性别：男性。
- 季节：冬、春季。
- 慢性心血管疾病：高血压、动脉粥样硬化。
- 先天性基因缺陷或发育异常：马方综合征、主动脉瓣二瓣化畸形。
- 生活习惯不佳：吸烟、饮酒。

二、常见误区

误区一：主动脉夹层手术后，疾病已经得到控制，不需要再严格按医嘱服药。

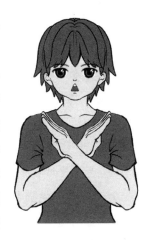

无论是开放手术、介入手术还是内科保守治疗的主动脉夹层患者，假腔和残存假腔是始终存在的。这种假腔如果不加干预或者完全放任不管，通常还可能会导致严重的并发症甚至死亡。所有患者术后建议终身服药，通常服用降压药和控制心率的药物，将血压和心率控制在一个安全、稳定状态，防止疾病进一步发展。

误区二：经过治疗后，感觉没有任何不适，可以不用复诊。

经过治疗好转出院的患者，复诊很关键。手术治疗后，通常术后 3 个月、6 个月、1 年各复查 1 次，之后每年复查 1 次。复查通常包括心电图、心脏彩超检查以及最重要的主动脉增强 CT 检查。主要观察是否存在假腔的进一步进展以及其他的合并问题。

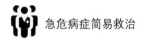

三、家庭简易救治与急救处理

1. 如何判断

主动脉夹层的征兆常常是由于其他疾病引起的,如严重的高血压、动脉粥样硬化、马方综合征等。

(1)疼痛是主动脉夹层非常典型的表现,通常表现为胸、背或延及腹部的持续性无法忍受的撕裂样或刀割样剧痛,部位与主动脉夹层发生的部位密切相关。有时疼痛反复出现提示夹层继续扩展,疼痛持续存在提示预后不良。

(2)双侧肢体血压不同,这是主动脉夹层最常见的体征。

(3)突发的晕厥或下半身截瘫等,都可能是主动脉夹层的表现。

主动脉夹层病情凶险,一旦身体有早期症状,一定要引起足够重视,及时就医。

2. 如何自救

鉴于该病急、险、重的特点,当发生类似主动脉夹层症状时,高血压患者应及时服用降压药物,去除一切引起血压增高的因素,保持情绪稳定,避免剧烈运动,及时拨打120急救电话等待救援。

3. 如何预防

主动脉夹层是一种由主动脉内膜与中膜分离引起的血管类疾病。发病时,患者常常伴有急性胸痛症状,像心肌梗死一样,发病急、进展快,状况十分凶险,若未得到及时救治,病死率非常高。由此可见,这种疾病的危害性非常大。因此,平时做好防预防措施,尽量降低得病的风险变得十分重要。防止主动脉夹层的方法有哪些方面呢?

(1)健康饮食:要想防止主动脉夹层,调节膳食结构是不可缺少的。首先必须严格把控每日脂质和食盐的摄入量,尤其是肥胖人群,脂质和食盐的摄入过量易造成心血管疾病,提高主动脉夹层的得病风险。此外,食材还需要进行选择,尽量避免食用高胆固醇的食材,多吃富含膳食纤维和蛋白质的食物,可以降低肠内胆固醇的消化吸收,防止造成高血压、高血脂。

(2)预防高血压和动脉粥样硬化:这两种疾病是造成主动脉夹层最关键的原因,尤其是高血压患者,每日至少要监测 2 次血压,保证健康的生活方式,依据医嘱按时服用降压药物,将血压控制在合理的范围内才能降低主动脉夹层的发病率。对于过胖、慢性疾病患者等高危对象,要定期进行健康体检,主要是胸部 X 线和心脏彩色超声检查,及时、及早发现病变。

(3)戒烟:抽烟对于人体的损伤无须多说,想要预防疾病的发生,戒烟是不可缺少的。烟草中含有尼古丁、焦油等成分,可使高血压和动脉硬化的状况加剧,并造成动脉壁力量变弱,损伤主动脉壁,大大增加主动脉夹层发生的风险。因此,无论是直接抽烟还是被动吸烟,都会对人体造成损伤,使主动脉夹层的发病率提高,还易造成肺部疾病。

(4)运动:在日常生活中,大家还要注意体育锻炼,适度的运动可以促进人体的血液循环和新陈代谢,对主动脉夹层也有相应的预防功效。

四、百姓问与答

Q1:主动脉夹层如何治疗

A:(1)主动脉夹层的保守治疗:无论是急性还是慢性,主动

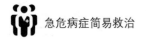

脉夹层在采取治疗手段之前都应该进行相应的保守治疗。

● 控制血压和降低心率：遵医嘱服用药物。建议血压控制在120/80 mmHg左右,心率控制在60～70次/分。

● 使用镇痛药物：患病后可能会出现疼痛,如果疼痛程度比较严重,则需要适当使用一些镇痛药物,最常用的药物为吗啡。

（2）主动脉夹层的手术治疗。

● A型主动脉夹层：是指前胸和肩胛间区夹层,通过外科手术可以治疗。该项手术的关键主要是找到内膜破口的位置,明确夹层远端流出道的情况,根据病变的不同,采取的手术方法也有所不同。

● B型主动脉夹层：主要是指背部和腹部夹层。随着血管腔内技术和支架材料的不断发展,背部和腹部夹层可以更多地使用覆膜支架隔绝,该项手术创伤较小、恢复较快,很适合全身情况差且无法耐受传统手术的患者。

Q2：主动脉夹层能自愈吗?

A：大多数主动脉夹层是不会自愈。由于主动脉病理解剖及血流的特点,大多数主动脉夹层会越来越重,患者随时可能发生死亡。因此,一旦确诊主动脉夹层应积极主动配合治疗。

Q3：主动脉夹层破裂有救吗?

A：主动脉夹层破裂会导致剧烈的胸痛、腹痛,胸腹腔大量积血,也可能会导致部分器官缺血(如肾缺血导致急性肾衰竭),严重时可因大量失血导致失血性休克、死亡的发生。出现破裂应该尽快行修复手术,如果治疗及时,还有一线生机;如未及时手术,则会造成严重的后果。一旦发现有主动脉夹层,应该及时就医,并控制血压,限期内行血管腔内修复术,以防止发生夹层破裂。

9

隐匿的杀手——肺动脉栓塞

肺动脉栓塞，又称肺栓塞，是继心脏病和脑血管疾病之后的第三大主要死因。据报道，肺栓塞患者总病死率达到 5％左右，对于合并血流动力学不稳定和（或）高血压的患者，其病死率高达 35％～58％。近年来，受人口老龄化及不良生活方式等因素的影响，肺栓塞发病率呈上升趋势，目前已经成为住院患者的主要死亡原因之一。肺栓塞作为近年来发病率较高的一种心血管疾病，在国内外已经被列为重要的医疗保健问题。肺栓塞症状缺乏特异性，患者和家属容易误判导致就医不及时而酿成悲剧。肺栓塞治疗后，如果没有配合长期的治疗康复，容易导致栓塞复发，降低患者的生活质量，甚至危及生命。因此，全面认识肺栓塞对患者和家属意义重大。

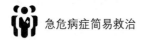
一、知识园地

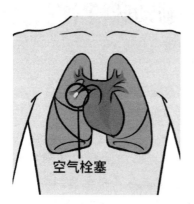

空气栓塞

1. 什么是肺栓塞

肺栓塞是指嵌塞物质进入肺动脉及其分支,阻断组织血液供应所引起的病理和临床状态。肺栓塞包括血栓栓塞、脂肪栓塞、羊水栓塞、空气栓塞等,其中肺血栓栓塞症是最常见的一种类型。

2. 临床表现

肺栓塞的特点是漏诊率高、误诊率高和病死率高,在心血管死亡原因中位列第三,仅次于冠心病和脑卒中。肺栓塞的临床症状没有特异性,栓塞面积在 20% 以下时患者可无任何临床症状,栓塞面积在 50% 以上时患者可以有不同程度的临床症状。

(1)不明原因的呼吸困难及气促,尤以活动后明显,为肺栓塞的最常见症状。

(2)胸痛,包括胸膜炎性胸痛或心绞痛样疼痛。

(3)晕厥,可为肺栓塞的唯一或首发症状。

(4)烦躁不安,惊恐甚至濒死感。

(5)咯血,常为小量咯血,大咯血比较少见。

(6)不对称的下肢肿胀、疼痛。

如栓塞面积在 80% 以上,患者可能立即死亡。高危人群出现以上症状要警惕肺栓塞的发生,并立即就医。

3. 病因

肢体或盆腔静脉血栓形成后脱落是肺栓塞的主要病因。手术、创伤、妊娠与分娩、制动与长期卧床等利于血栓形成的因素多同时存在,并且相互影响。创伤除直接造成组织破坏和血管壁损伤外,失血、缺氧作为应激源可激活凝血系统;平卧制动时静脉流速减慢,当静脉流速减缓、血液淤滞时,堆积的凝血因子激活了凝血系统,这些因素均有利于血栓形成,形成的血栓脱落后堵塞了肺动脉及其分支,则会造成肺栓塞。

二、常见误区

误区一: 肺栓塞是一种少见病。

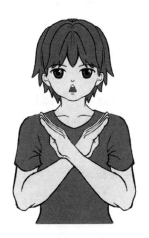

肺栓塞是除心肌梗死和脑卒中外排名第三的心血管死亡原因。既往认为肺栓塞是少见病,这是对肺栓塞认识的一个巨大误区,主要原因是患者被误诊、漏诊。随着肺栓塞规范化诊治的推行,肺栓塞的确诊率显著升高。可见肺栓塞是常见病、多发病、老年病,且起病隐匿,重症患者的病死率超过 50%。对于已经发生休克的肺栓塞患者来说,时间就是生命,及时确诊、早期干预才能挽救生命。

误区二: 肺栓塞属于心内科和呼吸内科范畴。

肺栓塞患者常常因呼吸困难、气促、胸痛等原因就诊于心内科和呼吸内科,但其救治不仅仅需要这两个科室,肺栓塞病情复杂、

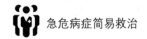

治疗方法多样,早期救治涉及多个学科。为改善肺栓塞患者的临床结局,肺栓塞多学科联合治疗团队应运而生。该团队涉及急诊科、心内科、心外科、呼吸科、血液科、介入放射科、血管外科、体外循环科、放射影像科、超声科、核医学科、重症医学科、麻醉科等 10 余个专科,主要以心内科、急诊科、呼吸科和重症医学科为主。肺栓塞多学科联合治疗团队可通过专家面对面会诊或实时线上会议等形式,为严重的肺栓塞患者提供最佳的个体化诊疗方案。

三、家庭简易救治与急救处理

1. 如何自救

肺栓塞的急性发作会影响正常的呼吸,居家发生肺动脉栓塞时,首先需要将患者的衣领解开保持呼吸通畅。有条件的情况下也可以备吸氧机,可以避免缺氧引发的休克。其次,患者意识清醒的状态下需要保持平躺,并将腿部垫高,可以预防血栓形成。另外,须及时将患者送往医院进行相关治疗,避免耽误病情,引发严重后果。如果患者出现呼吸以及心搏骤停的情况,应立即进行心肺复苏。

2. 医院分诊与救治

对于血流动力学不稳定的患者,包括心搏骤停、梗阻性休克(收缩压<90 mmHg 或保证充盈状态下仍需使用升压药才能将收缩压维持在 90 mmHg 以上,同时合并终末器官低灌注)或持续性低血压(收缩压<90 mmHg 或降幅>40 mmHg,持续时间>15 分钟,并除外新发心律失常、低血容量或败血症等原因),此类高危患者应立即收治到相关监护病房,予以静脉溶栓、导管介入、外科取栓或体外膜肺氧合等治疗。

对于血流动力学稳定的中高危患者,应根据其临床表现收治到普通病房,给予抗凝治疗,病情恶化时应考虑挽救性的再灌注治疗。中低危患者建议住院观察,低危患者可选择门急诊观察或居家治疗。

3. 治疗方法

(1)对症支持治疗:肺栓塞治疗首先是治疗症状,如血氧水平低,则予以吸氧;止痛药用来缓解疼痛;血压低则静脉补液,有时予以升压药;如果发生呼吸衰竭,则应给予机械通气。

(2)抗凝治疗:抗凝药物用于防止已经形成的血栓继续增大或防止新的血栓形成,为机体发挥自身的纤溶机制溶解血栓创造条件。

(3)溶栓治疗:链激酶、尿激酶和重组组织型纤维蛋白溶酶原激活剂等溶栓药物能促进血凝块破裂和溶解,主要适用于2周内的新鲜血栓,溶栓时机越早越好。

(4)手术治疗:包括肺栓塞取栓术、外科血栓清除术、经皮导管介入术。

4. 家庭预防措施

(1)运动与饮食:总的来说,易于发生血栓的患者应尽量增加活动量,如长时间坐飞机旅行时,应每2小时站起来活动一下,长期卧床的患者也应多进行下肢伸屈运动。手术后的肺栓塞多发生在术后的2～6天,因此术后患者在病情允许的情况下,应尽快开始活动。饮食方面应避免摄入太多油腻、高蛋白、高脂肪食物,多吃蔬菜、水果,多饮水,适量饮茶。用力排便也可使形成的血栓脱落,导致肺栓塞,保持大便通畅,防止便秘对于预防肺栓塞有一定

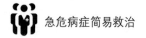

意义。

（2）药物预防：对于长期卧床、肥胖、高龄、外伤、口服避孕药等易发生静脉血栓的高危人群，在病情允许情况下，应进行抗凝药物预防治疗（低分子肝素、肝素、华法林、利伐沙班、达比加群、艾多沙班等）。医生会权衡血栓和出血两方面因素，进行剂量调整。因此，一定要遵医嘱服药，切忌随意减药或停药。

（3）器械预防：压迫性弹力袜和间断性空气加压装置能提供有规律的外压以保证下肢血流通畅。对于不能接受抗凝药物治疗的患者，使用下腔静脉滤器也是一种选择。下腔静脉滤器是为预防下腔静脉系统栓子脱落引起肺栓塞而设计的一种医用过滤器，可以捕获血栓防止其到达肺部。

四、百姓问与答

Q1：既然肺栓塞的临床症状不典型，难以诊断，那怎么才能确诊呢？

A：肺动脉造影是诊断急性肺栓塞的"金标准"。直接征象有肺动脉内造影剂充盈缺损、伴或不伴"轨道征"的血流阻断，间接征象有肺动脉造影剂流动缓慢，局部低灌注、静脉回流延迟。

Q2：哪些人容易患肺栓塞？

A：以下人群易患肺栓塞：

（1）高龄，年龄＞60岁，合并高血压、糖尿病、脑卒中等慢性病。

（2）长时间不动；飞机经济舱综合征、游戏综合征、麻将综合征。

（3）瘫痪、手术、骨盆、髋部或小腿受伤后需长期卧床的患者。

（4）妊娠与分娩。

（5）恶性肿瘤患者。

（6）吸烟、肥胖。

（7）易栓症家族史，血液凝固功能紊乱患者。

10

一张一翕间的危险

哮喘是常见的慢性呼吸道疾病。有数据显示,全球哮喘患者已达到 3.58 亿,我国成人支气管哮喘患者约有 4 570 万。随着环境的改变和社会经济的发展,哮喘患者的数量日趋增多,哮喘已经成为一个重要的公共健康问题,造成严重的经济和社会负担。轻度哮喘因其症状较轻,预期控制良好而不被重视。目前轻度哮喘患者占所有哮喘患者的一半以上,若治疗不当可引起急性发作,控制不当可进展为中、重度哮喘,甚至危及生命。规范化的诊疗以及有效的管理,对于提高哮喘的控制水平,改善患者的生活质量具有重要作用,最终目标为控制当前症状,降低未来发作风险。

一、知识园地

1.定义及临床表现

哮喘是一种以咳嗽、胸闷、喘息、气促等呼吸道症状为主要临床表现的异质性疾病,容易反复发作,且缠绵难愈。哮喘急性发作则是指患者的喘息、气促、胸闷、咳嗽等症状在短时间内出现或迅速加重,肺功能恶化,需要给予额外的缓解药物进行治疗。

2.急性发作的诱发因素

(1)治疗不规范:轻度哮喘患者规范治疗的意识薄弱,依从性差,导致哮喘无法得到良好控制,反复发作。

(2)接触过敏原:常见的过敏原分为接触性过敏原、吸入性过敏原及饮食性过敏原。接触性过敏原包括螨虫、真菌、宠物、蟑螂等;吸入性过敏原包括花粉、香烟、空气污染、香水等;饮食性过敏原包括海产、果仁、牛奶、鸡蛋等。

(3)病毒/细菌感染也会引起哮喘急性发作,包括鼻病毒、流感病毒、呼吸道合胞病毒等,以及细菌感染。我国成人哮喘急性发作的住院患者中,上呼吸道感染是最主要的诱发因素。

(4)季节变化也是引起哮喘急性发作的原因。冷空气、空气湿度及气压变化均可诱发哮喘,温差变化大、湿度大或气压低时,哮喘发病率明显升高。春季、秋季气温变化频繁,更易引起哮喘急性发作。

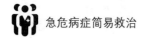

二、常见误区

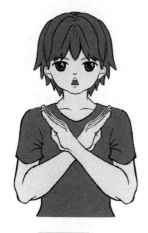

误区一：只咳不喘，不是哮喘。

很多人印象中的哮喘，典型的表现是反复发作的气喘、气急，然而，还有一些哮喘症状常常被人忽视，需要分外警惕。不典型性哮喘有胸闷变异性哮喘（胸闷作为唯一或主要症状）和咳嗽变异性哮喘（咳嗽是唯一或主要症状）。这些非喘息症状的哮喘同样需要警惕，需及早发现并及时进行规范治疗。

误区二：哮喘症状好转后，可自行减药。

不规律治疗或者按自己的想法擅自减量都可能导致哮喘反复发作，控制效果不佳，遵医嘱长期规范治疗才是正确的。哮喘不可根治，但通过长期抗炎治疗，可以达到良好控制，减少急性发作。然而，我国哮喘患者的治疗依从性普遍偏低，城市哮喘患者控制率仅 28.7%，成人患者不遵医嘱发生率约 50%。

哮喘治疗重在坚持。多数患者在接受治疗后，症状即可得到缓解，但完全控制往往需要 3～4 个月。患者开始哮喘治疗后，应在 3～6 个月后再次进行评估，重度哮喘和长期没有得到有效治疗者通常需要更长时间。

误区三：得了哮喘，我不能再运动了。

很多患者担心运动会诱发再一次的哮喘发作，令他们对运动心生畏惧。其实得了哮喘是否可以运动，需要在医生的指导下分情况进行。如果哮喘处于稳定期,可以常规开展有氧运动。哮喘发作初期尽量避免运动,待病情缓解再逐步开展。对于未控制的哮喘,在做好预防措施的前提下,可以进行适当的运动。

三、家庭简易救治与急救处理

1. 如何自救

哮喘急性发作时,首先让患者坐下来或者半卧位,告诉他不要紧张,帮助他脱离过敏原或者刺激性的气味,保持空气通畅。哮喘患者往往身边都会带有常用的药物,尤其是快速起效的吸入剂,推荐每次3～4喷,20分钟1次,有条件的情况下,最好给予吸氧治疗。若采取以上措施后患者哮喘发作仍不缓解,尽快拨打120急救电话,及时送医治疗。

2. 医院急救处理方法

中重度哮喘急性发作的医院内处理,主要是采用反复多次雾化吸入短效肾上腺素β受体激动剂,联合经静脉应用糖皮质激素,病情缓解后改为糖皮质激素口服3～5天。其他措施还包括静脉应用茶碱、补液、氧疗、经鼻高流量养疗以及呼吸机治疗等。当患者出现意识改变、呼吸肌疲劳、动脉血二氧化碳分压≥45 mmHg时,应将患者转入重症监护病房,及时行气管插管和人工气道机械辅助通气治疗。

3. 如何预防

(1)坚持长期用药。药物治疗是哮喘控制的核心。即使急性发作缓解,哮喘患者的气道仍然存在慢性气道炎症,需要坚持长期用药。

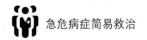

（2）制订计划，定期随访。哮喘需要根据病情变化调整药物治疗方案，并定期评价哮喘控制情况，不能仅在出现症状时就诊，需制订随访计划。通常于治疗后 2～4 周复诊，以后每 1～3 个月随访 1 次。如若发生急性发作，须于 1 周内复诊。

（3）记录哮喘日记。日记内容应包括当日的气温、气压、饮食内容、运动和工作情况，当天的症状和发病情况、峰流速值以及昼夜变化率、药物使用及反应等。

（4）使用哮喘管理工具监测病情。峰流速仪是哮喘病情监测的重要仪器，正确使用呼气峰流速仪并准确记录哮喘日记，是哮喘患者自我管理的重要内容之一，可有效预防和减少哮喘发作的次数。

（5）适度运动，增加抵抗力。

（6）合理饮食，均衡营养。多食用高蛋白质食物，富含维生素 A、维生素 C 的食物，以及富含钙的食物，如瘦肉、豆制品、鱼肝油、胡萝卜、柚子、西红柿、青菜、豆腐等。

四、百姓问与答

Q1：如何判断是否为重症哮喘发作？

A：哮喘发作有轻有重，一旦出现以下重症表现，则须立即送医治疗。

（1）说话方式：轻症患者讲话流畅，可以进行正常沟通。重度哮喘发作的患者说话费力、惜字如金，讲单字都困难。

（2）坐姿体位：轻症患者可以按照自己的喜好来调节坐姿体位，不烦躁，往往喜欢斜靠着或者躺着。重症患者常常坐立难安，身体前倾、坐着喘气会让他稍感舒适。

（3）脉搏和心跳：轻症患者的心跳或脉搏与平时差距不大，重症患者由于气道持续痉挛缺氧、心跳加速，往往脉搏或心率超过120次/分。

（4）血压和血氧饱和度：家里有血压计或指脉式氧饱和仪的应及时为患者测量以判断病情程度。当血氧饱和度低于90%，通常表明病情严重。血压过低或过高，也提示病情危重。

Q2：如何正确使用吸入剂呢？

A：一般吸入剂分为气雾剂和粉吸入剂。气雾剂在使用前一般先摇动数次，打开瓶盖，慢慢尽力呼气后，口含吸入器，用手指压住吸入器的同时，做深吸气（慢而深），屏息数秒后再缓缓呼气。粉吸入剂在吸入前，先按照说明书操作备好一个标准剂量的药物，远离吸嘴器尽力呼气，然后将吸嘴放入口中，用力吸入药物后，将吸嘴器从口中拿出，继续屏气数秒后恢复正常呼吸。吸完药物后及时漱口，减少药物在口咽部的残留。

11

气道异物梗阻，你会急救吗

在日常生活中，人们常常因为饮食不当而导致气道异物梗阻，尤其是老人和小孩。据世界卫生组织报告，0～14岁儿童死亡的第一位原因就是意外伤害，而气道异物梗阻又是造成儿童窒息死亡的主要原因。异物进入气道会阻塞呼吸系统，引起通气不畅，使患者无法呼吸。如果气道异物梗阻超过4分钟，即使抢救成功，也会因为脑部过度缺氧而出现语言障碍或智力问题等后遗症；超过10分钟，常常可危及生命。在意外发生时，冷静正确地处理气道异物梗阻，也许就能挽救一条生命。因此，气道异物梗阻需引起家庭重视，全面科普气道异物梗阻的急救技能至关重要。

一、知识园地

1. 什么是气道异物梗阻

异物误入呼吸道,引起患者剧烈呛咳、喘息、窘迫窒息、发绀等一系列呼吸困难症状称为气道异物梗阻。儿童是最常见的气道异物梗阻人群,病死率高达2/3左右,其中95％发生在5岁以下。气道异物以食物为主,占总体的94％。

2. 临床表现

气道异物梗阻的特殊表现:当气道异物发生后,患者多立即出现呼吸困难、剧烈呛咳,反射性的恶心、呕吐、喉头发紧、发音困难或声音嘶哑等,幼儿可同时表现为大哭大闹。对于不完全性梗阻,患者出现咳嗽、喘憋、呼吸急促,吸气时可出现高调哮鸣音,由于气道异物多梗阻于喉腔的声门裂处,刺激局部引起极度不适。患者多情不自禁地将一手的示指和拇指张开,呈 V 字形紧贴喉咙的特殊体征。对于完全性梗阻,患者则会出现说话困难,无法咳嗽,呼吸极度困难,颜色灰暗甚至发绀。随着呼吸困难的发展,体内严重缺氧,短时间内可引起脑部缺氧,使患者发生意识障碍,甚至昏迷。

3. 发生气道异物梗阻的原因

(1)内源性异物:指患者自身的组织、器官或者呼吸道分泌物,如牙齿、血液、呕吐物、黏稠的痰液、脓液或局部的息肉等。个别老年人因咳嗽、吞咽功能差或不慎将脱落的牙齿吞咽至呼吸道。昏迷患者,因舌根后坠,胃内容物反流入咽喉,也会导致气道异物梗阻。慢性阻塞性肺疾病患者,因咳痰无力,其痰液、脓液也会阻塞呼吸道。

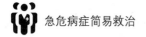 急危病症简易救治

（2）外源性异物：较多见，由体外进入。常见的异物有瓜子、豆类、药片、枣核等。

● 饮食误入：人们在进餐时急促过快，尤其对于一些大块不易咀嚼的食物，若在进餐时同时伴有咳嗽、嬉笑，就很容易使食物滑入呼吸道。

● 酒精刺激：酒精可致使咽喉部肌肉麻痹、松弛，食物残渣更易误入呼吸道。

● 年龄因素。① 老年人：咽喉肌萎缩，吞咽反应能力差，食物误入气道引起梗阻。老人的假牙或牙托也会出现脱落误入。② 婴幼儿：容易出现吸吮或口含异物的习惯，婴幼儿咽喉肌未发育完全，缺乏协调能力，在啼哭嬉笑过程中出现异物误入情况。

● 特殊人群：如自杀或精神障碍患者有意将异物送入口腔或者挤进呼吸道。

二、常见误区

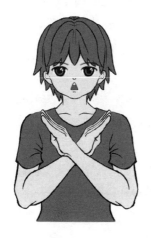

误区一：一旦出现气道异物梗阻，立马进行海姆利希手法急救。

在生活中一旦出现气道异物梗阻，首先我们要识别气道异物梗阻的严重程度，如果阻塞不严重，应鼓励患者用力咳嗽，争取自行将异物排出。不要立即行海姆利希手法等创伤性急救，特别是对于老年、儿童及孕妇等特殊人群，易导致其他并发症。

误区二：独自一人时，不慎发生气道异物梗阻，自己没法自救。

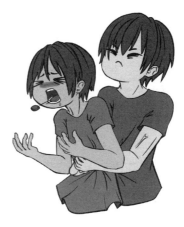

独自一人时，周围无人帮助，必须沉着冷静，可采取自救的腹部冲击法。具体方法如下：一手握拳，用拳头拇指侧顶住腹部脐上两横指处；另一手握紧此拳头，用力快速向内、向上冲击腹部 5 次，也可将上腹部抵押在一个硬质的物体上，连续向内、向上用力冲击腹部 5 次，重复若干组，直到把气道内的异物排出为止。

三、家庭简易救治与急救处理

1. 急救顺序

居家发生急性气道异物梗阻时，应立刻现场实施救治，同时尽快呼叫寻求帮助，拨打 120 急救电话。对表现出轻度气道梗阻的患者应鼓励其咳嗽排出气道异物；对表现为严重气道梗阻症状的患者，如意识清楚，应进行背部叩击法或腹部冲击法解除梗阻；对意识丧失的患者，按心肺复苏流程急救，如果常用手法仍不能解除梗阻，需采用紧急环甲膜切开术或气管切开术解除梗阻（此操作需专业急救人员方可进行）。

2. 急救方法

（1）背部叩击法：适用于意识清楚、有严重气道梗阻症状患者（成人和儿童）。救护者站到患者一边，稍靠近患者身后，用一只手

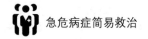

支撑患者的胸部,扶住患者,让患者身体前倾,头稍向上抬起,保持气道通畅;另一只手的掌根部在患者的两肩胛骨之间进行5次大力叩击。对于婴儿来说,救护者采取坐位方式施救,用一只手的掌根部在婴儿背部肩胛骨之间用力叩击5次;然后将婴儿翻转过来,使其仰卧于另一只手的前臂上,实施5次快速胸部冲击,位置与胸外心脏按压相同,利用肺内压力突然增高将异物排出。如能看到患者患儿口和鼻中异物,可将其取出;如不能看到异物,则继续重复上述动作,直到异物排出。

(2)腹部冲击法。

● 自救腹部冲击法:本人可一手握拳,用拳头拇指侧顶住腹部脐上两横指处,另一手握紧此拳头,用力快速向内、向上冲击腹部5次,也可将上腹部抵押在一个硬质的物体上,连续向内、向上用力冲击腹部5次,重复若干组,直到把气道内的异物排出为止。

● 互救腹部冲击法(海姆利希手法):适用于意识清醒伴严重呼吸道梗阻症状,5次背部叩击法不能解除气道梗阻的患者。患者站立位,两腿分开齐肩宽,令患者弯腰,身体略前倾;救护员站在患者身后,以前腿弓、后腿蹬的姿势站稳,一手握拳,拇指侧紧抵患者腹部脐上两横指处,用另一只手握紧此拳头,快速向内、向上冲击腹部5次,如此反复冲击,直到异物排出。

(3)胸部冲击法:适用于不宜用腹部冲击法的患者,如妊娠末期或过度肥胖者。救护员站在患者的身后,双臂经患者腋下环抱患者胸部,一只手握拳,拇指侧放在患者的胸骨中部,避开肋骨缘及剑突,另一只手握住拳头向内、向上冲击5次,直至异物排出。

3. 如何预防

(1)进餐时要注意饮食节奏,不可过快,做到细嚼慢咽。

（2）做到"食不言，寝不语"。

（3）有假牙者进餐时要格外注意，避免假牙脱落误入气道。

（4）避免躺在床上进食。

（5）儿童口含食物时避免嬉戏玩耍。

四、百姓问与答

Q1：清理口腔异物时，能否直接用手指伸入口腔取出？

A：如果是成年人，因其口腔面积较大，可以直接用手取出；如果是婴儿，由于其口腔面积小，直接用手取异物时更容易误使异物进入更深，所以不建议直接用手取出，最好用镊子。

Q2：使用海姆利希手法急救后，如何判断气道异物梗阻已解除？

A：第一，明确看到异物出来了，并已经清理；或者成年人自己感觉异物出来了，同时救护者也看到异物出来了。

第二，患者的呼吸恢复，能够有进出气流的表现，胸廓有明显的起伏，呼吸恢复正常。

12

胃，你还好吗

陈某，男，59岁，因呕血、黑便1天于我院急诊科就诊。入院时，患者的生命体征平稳，神志清，查血红蛋白158 g/L，呕吐物及大便隐血阳性。随后，陈某间断性呕吐鲜血200～300 mL，血红蛋白持续下降至59 g/L，神志不清，全身湿冷，保护性气管插管后行胃镜检查发现胃角可见3.5 cm×4 cm的巨大溃疡，予以胃镜下止血治疗。转至监护室继续治疗并脱机拔管，后康复出院。

急性上消化道出血是急诊常见的急危重症之一。临床上大多数（80%～90%）急性上消化道出血是非静脉曲张性出血，其中最常见的病因包括胃十二指肠消化性溃疡（20%～50%）、胃十二指肠糜烂（8%～15%）、糜烂性食管炎（5%～15%）、贲门黏膜撕裂（8%～15%）。成年人每年发病率为（100～180）/10万，病死率为2%～15%。对于急性上消化道出血，规范化治疗与前期预防同样重要。

一、知识园地

1. 什么是消化道出血

急性消化道出血是指从食管到肛管的消化道及胆胰等疾病引起的出血,主要表现为呕血和(或)血(黑)便,是急诊科常见的疾病之一。位于屈氏韧带以上的消化道出血称为上消化道出血,屈氏韧带以下的消化道出血称为下消化道出血。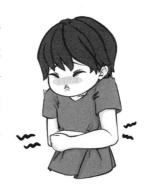

2. 临床表现

(1)呕血和黑便:是上消化道出血的特征性表现。出血部位在幽门以上者常伴有呕血。如果幽门以下的病变出现出血量大、速度快,血液也可反流入胃,引起恶心、呕吐而发生呕血。呕血多呈棕褐色咖啡渣样,如出血量大可为暗红色甚至鲜红色伴血块。上消化道大量出血后均有黑便,呈柏油样,黏稠而发亮。若出血量很大,血液在肠内推进快,粪便亦可呈暗红色或鲜红色。

(2)失血性周围循环衰竭:急性大量失血由于循环血容量迅速减少而导致周围循环衰竭,表现为头晕、心悸、出汗、乏力、口干等症状,进一步加重可出现晕厥、肢体冷感、皮肤苍白、血压下降等,严重者呈休克状态。

(3)氮质血症:血液中的蛋白在肠道内分解吸收,血尿素氮浓度可暂时增高,称为肠源性氮质血症;出血致使循环衰竭,肾血流量下降所致肾前性功能不全氮质血症;大量或长期失血,持久或严重的休克所致肾小管坏死引起肾性氮质血症。

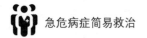

（4）发热：消化道大量出血后，部分患者在24小时内出现低热，体温多在38.5℃以下，持续3～5天后降至正常，可能与分解产物吸收、体内蛋白破坏、循环衰竭致体温调节中枢不稳定有关。

（5）血常规，出血早期血红蛋白浓度、红细胞计数与血细胞比容的变化可能不明显。

3. 常见病因

消化道出血常见的病因有消化性溃疡、急性糜烂出血性胃炎、食管胃底静脉曲张破裂出血、胃癌、全身性疾病、应激相关胃黏膜损伤和急性传染性疾病。

二、常见误区

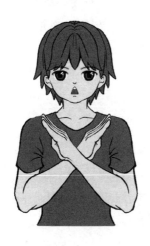

误区一：只要出现呕血和黑便就是消化道出血。

并不是出现呕血和黑便就一定是消化道出血。首先，要排除是否有口腔和鼻出血流入消化道导致吐出血；其次，还要与咳血区分开来。消化道出血的黑便一般是柏油样便，出血量多可出现血便。但如果近日曾进食铁剂、铋剂等药物，或进食家禽或家畜血液、瘦肉、菠菜等也会引起黑便，不必慌张，停用后可恢复。

误区二：到了医院，就一直要抽血，一天都要抽好几次，都是这个小医生没经验。

上消化道出血后，均有急性失血性贫血。出血早期血红蛋白浓度、红细胞计数和血细胞比容的变化可能不明显,经 3～4 小时后,因组织液渗入血管内,使血液稀释,才出现失血性贫血,血常规指标发生改变。所以一旦出现消化道出血,不能单看一个血常规报告,可能还需要复查,才能了解失血情况。所以要对医生有所信任,医生给你抽血都是有依据可循的,是为了更好、更及时地救治。

三、家庭简易救治与急救处理

一般出血性疾病,普通老百姓都很慌张,那我们就来学习一下消化道出血的判断,如何自救和预防。

1. 如何判断

患者出现呕血或者黑便的情况一般可以确定是消化道出血,但是要排除是否有口、鼻、咽喉部出血以及咯血的情况。咯血是以咳出的方式,常为泡沫状、色鲜红,混有痰液,有肺部和心脏病病史,出血前伴有喉部瘙痒、胸闷、咳嗽症状,除非咽下入消化道,否则无血便改变。呕血是以呕出的方式,血液无泡沫、呈暗红色或棕色伴有食物及胃液,有胃病或肝硬化病史,出血前常感上腹不适及恶心。

消化道出血的粪便常呈柏油样,大量出血时也可排除暗红色大便,甚至鲜红色血便。如果服用骨炭、铁剂、铋剂,或进食家禽或家畜血液、瘦肉、菠菜等也会引起黑便,出现这种情况不要慌张,可停食几日观察大便颜色情况,如果还是黑便可至门诊就诊,如果大便颜色恢复正常则是食物或药物引起的。如果大便伴鲜血且伴有肛周疼痛可至外科就诊,检查是否是痔疮出血。

出现上述任何一种情况都需及时就医,做到早发现、早治疗、

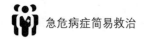

早康复。

2. 如何自救

一旦出现消化道出血,尤其是出现呕血,老百姓见了都会害怕,可能会出现不恰当的救治情况,请按照下面的步骤来进行急救。

第一步:停止活动,卧床休息。一旦出现呕血、黑便、便血,应立即停止一切活动,特别是体力活动和运动,避免更大的出血。将患者放平,安静休息,头偏向一侧,防止大量呕血误入气道引起窒息,注意保暖,床尾垫高,以保证大脑血供。

第二步:及时就医。对于呕血、黑便和便血确定是消化道出血后,无论出血量大小,务必去医院就诊明确诊断,必要时拨打120急救电话,仔细说明病情和家庭住址。特别警惕突然出现上腹闷胀不适、恶心、肛门部便意紧迫感,如有面色苍白、出冷汗和心慌等症状时,是消化道出血的前兆症状。

第三步:暂停进食。活动性消化道出血时需要暂时禁食、禁水。

第四步:自然呕吐。当有呕血发生时,尽量让其自然呕出,不要剧烈用力呕吐以免诱发更大出血,也不要忍着不吐,呕血后及时用冷开水或矿泉水含漱去除口腔血渍,以减轻血腥味的恶心反射加重呕血。

第五步:如果条件允许的话,可将呕吐物或便血的标本带到医院,让医生观察,必要时进行化验检查。

第六步:家属做好入院前准备。病历本、相关检查报告、记住出血前症状,是否有服药史、饮酒、肝炎、应激和其他疾病史等,到达医院后及时告诉医生,对快速做出诊断很有帮助。

3. 如何预防

（1）注意保暖休息：有消化道系统疾病的患者应在季节交替时，注意防寒保暖、合理休息，避免过劳。

（2）合理饮食：饮食宜温软易消化，忌粗糙；按时就餐；忌辛辣、油煎食物；忌烟酒。

（3）稳定情绪：保持情绪轻松、心情愉快，可以避免原有症状加重以预防上消化道出血。

（4）特殊药物护理：长期使用抗凝药物的患者需注意观察大便，如出现黑便或便血要及时就诊。

四、百姓问与答

Q1：目前消化道出血有没有好的治疗方法，对于医生给出的治疗方案如何做选择？

A：（1）首先大多数上消化道出血的患者可通过禁食、禁水让胃肠道休息以及药物治疗达到止血目的。

（2）少量消化道出血时可给予止血药物治疗，如血管升压素、生长抑素、口服凝血酶等。

（3）当使用药物止血效果不好时，可使用三腔二囊管压迫止血，或者可在胃镜下使用硬化剂注射、套扎、止血夹等方式止血。

（4）以上方法均无效时，应不失时机行介入或外科手术治疗。

总之，医生会根据出血部位、出血量、原发疾病进行合理、有效的治疗，我们要做的就是配合医生的治疗，争取早日康复。

Q2：家里老人刚做了心脏支架，我听说长期吃抗凝药会导致胃出血，该怎样才能避免呢？

A：首先要遵医嘱服用药物，定期到医院复查凝血功能，不可随意停药或减少药物用量；生活上，要多休息，适量运动，不可做剧烈运动；饮食上要有规律，多食用软烂、容易消化的食物，不可食用过于坚硬的食物；如果一旦出现牙龈异常出血，或皮肤出血、瘀斑，要及时就诊，因为出血性疾病不仅是消化道出血，也可能造成脑出血，严重的出血性疾病还可能危及生命。

13

宫内宫外，惊喜还是惊吓

周某，女，25岁，已婚，孕1产0，已停经 8^{+3} 周。患者平素月经规律，末次月经2022年7月2日，停经1个月余，自测尿妊娠阳性。8月8日查血人绒毛膜促性腺激素1344 U/mL。8月29日无明显诱因下出现右下腹痛，呈胀痛、持续性发生，未放射到其他部位，无阴道流血，至医院就诊。B超检查提示：宫内早孕，孕 7^+ 周，胚胎存活；右侧卵巢旁混合声团（13 mm×18 mm）性质待定，考虑"异位妊娠"？妇科检查：宫颈无举痛，未见活动性出血；右附件区压痛阳性，无反跳痛；拟"宫内早孕、异位妊娠"入院。入院后在全麻下行腹腔镜右侧输卵管切除术，术中见右侧卵巢外观正常，输卵管壶腹部可见一包块，约3 cm×2 cm×1 cm，表面紫蓝，无破口；术后予以消炎保胎治疗。9月2日病理结果提示：右侧输卵管妊娠。后康复出院。

宫外孕又称异位妊娠，是妇产科急症之一，病情发展迅速，危及患者的健康甚至生命，即使在医疗条件优越的大城市，每年也会有几例因宫外孕死亡的病例。对于宫外孕的筛查、诊断、抢救，各级医疗机构工作人员都应反复接受训练，增强防范意识。

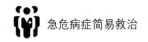

一、知识园地

1. 什么是宫外孕

正常妊娠时,受精卵着床于子宫体腔内膜。受精卵在子宫体腔外着床发育时,称为异位妊娠,又称宫外孕。异位妊娠依受精卵在子宫体腔内外种植部位不同而分为:输卵管妊娠、卵巢妊娠、宫颈妊娠、阔韧带妊娠、剖宫产瘢痕妊娠、宫角妊娠等。输卵管妊娠占异位妊娠的 95% 左右,其中壶腹部妊娠最常见,约占 78%,其次为峡部和伞部,间质部妊娠少见。

2. 临床表现

输卵管妊娠的临床表现与受精卵着床部位、有无流产或破裂以及出血的量和时间有关。

(1) 停经:多有 6～8 周停经史。

(2) 腹痛:是输卵管妊娠患者的主要症状,占 95%。

(3) 阴道流血:占 60%～80%,常伴不规则阴道流血,呈暗红色或褐色。

(4) 晕厥与休克:由于腹腔内急性出血及剧烈腹痛,轻者会出现晕厥,严重者出现失血性休克。

(5) 腹部包块:部分患者可触及腹部包块。

3. 病因

输卵管炎症是输卵管妊娠的主要原因,可分为输卵管黏膜炎和输卵管周围炎。其他如输卵管发育不良或功能异常、输卵管妊娠史或手术史、受精卵游走、辅助生殖技术、避孕失败、子宫内膜异位症、放置宫内节育器等都可导致受精卵着床于输卵管。

二、常见误区

误区一：只要出现停经腹痛一定是宫外孕。

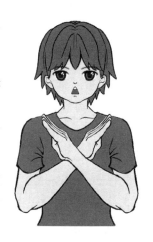

并不是只要出现停经腹痛就一定是宫外孕,还需要与其他疾病做鉴别诊断。

(1)输卵管妊娠:多有停经;腹痛为突然撕裂样剧痛,自下腹一侧起,阴道出血量少,暗褐色,可有蜕膜管型;休克程度与外出血不成正比;体温一般正常,时有低热。

(2)流产:多有停经;腹痛为下腹中央阵发性坠痛;阴道流血开始量少,后稍多,鲜红色,可伴绒毛排出;休克程度与外出血成正比;体温正常。

(3)早孕合并出血性输卵管炎:多有停经;可有持续性下腹痛伴肛门坠胀感,腹痛始于腹部一侧;无出血;一般无休克或轻度休克;体温升高。

(4)早孕合并黄体破裂:多有停经;下腹一侧突发性疼痛;无阴道流血;无休克或轻度休克;体温正常。

(5)早孕合并卵巢囊肿蒂扭转:多有停经;下腹一侧突发性疼痛;无阴道流血;无休克;体温可稍增高。

(6)早孕合并阑尾炎:多有停经;下腹持续性疼痛,转移右下腹痛;无阴道流血;无休克;体温升高。

(7)葡萄胎妊娠:多有停经;一般无疼痛,或可有阵发性下腹

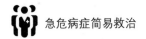

痛,一般不剧烈,若卵巢黄素化囊肿破裂或扭转,可急腹痛;一般在停经8～12周开始不规则出血,量多少不定;若大血管破裂,可有阴道流血;体温一般正常,休克时体温降低。

误区二:一旦发生宫外孕就要切掉输卵管。

一旦发生宫外孕,处理原则以手术治疗为主,其次是药物治疗。

(1)药物治疗:主要适用于早期输卵管妊娠、要求保存生育能力的年轻患者,全身用药常为氨甲蝶呤,生命体征不稳定、异位妊娠破裂等患者禁用。

(2)手术治疗:适用于生命体征不稳定或腹腔内出血征象者;诊断不明确者;异位妊娠有进展者;药物治疗禁忌或无效者。手术治疗也分保守手术和根治手术。保守手术适用于有生育要求的年轻患者,特别对输卵管已切除或明显病变者。根治手术适用于无生育要求的输卵管妊娠、内出血并发休克的急症患者。

三、家庭简易救治与急救处理

1.如何判断

异位妊娠的临床症状、体征表现缺乏特异性,常见症状为停经、腹痛、阴道流血,多在末次月经后6～8周开始出现。一般来说,疼痛或阴道流血是异位妊娠的第一警告信号。疼痛部位可能局限于腹部或全身。所以每个有性生活的育龄期妇女一旦出现腹痛或阴道流血,无论其有否避孕措施均应进行妊娠试验筛查。有明确高危因素的妊娠妇女,即使没有症状也应进行筛查评估以排除异位妊娠。

2. 如何自救

尿人绒毛膜促性腺激素（human chorionic gonadotrophin，HCG）和血 HCG 都是阳性的情况下，一旦出现下腹痛伴有阴道流血症状首先要保持冷静，按照以下程序及时就诊。

（1）卧床休息，不可随意走动，保持冷静。

（2）拨打 120 急救电话，告知自己目前的身体情况。

（3）让家属整理之前的相关病历资料，以备医生查看。

3. 如何预防

（1）选择双方心情和身体状况俱佳的时机怀孕。如暂不考虑做母亲，就要做好避孕。良好的避孕从根本上杜绝了宫外孕的发生。

（2）及时治疗生殖系统疾病：炎症是造成输卵管狭窄的罪魁祸首，人工流产等宫腔操作更是增加了炎症和子宫内膜进入输卵管的概率，进而导致输卵管粘连狭窄，增加了宫外孕的可能性。子宫肌瘤、子宫内膜异位症等生殖系统疾病也都可能改变输卵管的形态和功能。及时治疗这些疾病都可以减少宫外孕的发生。

（3）尝试体外受孕：如果曾经有过一次宫外孕，可以选择体外受孕。精子和卵子在体外顺利"成亲"之后，受精卵可以被送回母体的子宫安全孕育。

（4）注意卫生：注意经期、产期和产褥期的卫生，防止生殖系统感染。

所以，为了孕妇的安危与宝宝的健康，一定要认真备孕，怀孕后有任何异常都要及时检查，以便在风险的早期发现与治疗。

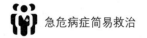

四、百姓问与答

Q1：宫外孕切除输卵管以后还可以再怀孕吗？

A：女性体内有左右两条输卵管。两侧输卵管的运行，自然就会增加女性怀孕概率。如果因为宫外孕切除一侧输卵管，卵子的运输只有一个途径，会降低怀孕概率。但是，只有一侧输卵管也可以正常怀孕，大家可以放心。如果双侧输卵管都切除了，女性体内的卵子运输通道没有了，就无法正常与精子结合，完成受孕，但是可以借助体外受精的方式进行助孕。所以，即使切除输卵管，也不要灰心。

Q2：宫外孕术后回家该怎样护理才能让身体快速恢复呢？

A：（1）适当多休息，从宫外孕术后第二天开始，应适当休息，不做重体力劳动，不要过度劳累和运动。

（2）多食用富含营养的食物，可补充一些含高维生素、蛋白、热量、铁等的食物，及时纠正贫血，使身体尽快恢复正常。

（3）宫外孕术后服装应保持宽松，不要穿过于紧身的衣服。

（4）保持生活的规律性，不宜饮酒、抽烟等，即使宫外孕手术做得很成功，但若宫外孕术后患者的生活没有规律，也会加重出血或留下后遗症。

（5）宫外孕术后1个月内禁止性生活，以防生殖器官感染。术后短期内不要怀孕，因为宫外孕手术过程中子宫受到损伤，此时妊娠是很危险的，为此必须采取安全的避孕措施。

14

有种撕心裂肺的痛叫"肾绞痛"

张某,女,32岁,因腹痛2小时于我院急诊科就诊,入院时生命体征平稳,神志清,痛苦面容,自诉突然发作的阵发性刀割样疼痛,辗转不安,疼痛始于背、腰或肋腹部,沿输尿管向下腹部等处放射,拟"腹痛待查"收治入院。B超检查确诊"肾结石",行经尿道输尿管钬激光碎石取石术,后康复出院。

肾绞痛是由于结石、凝血块或脱落的肿瘤坏死组织等阻塞输尿管,引起肾盂或输尿管壁平滑肌痉挛,导致肾盂压力急性增高所致的一种突然发生的剧烈绞痛,为临床上常见的急腹症之一。

一、知识园地

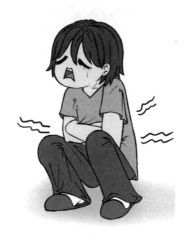

1. 什么是肾绞痛

肾绞痛是泌尿外科常见的急腹症,通常指由于泌尿系结石尤其是输尿管结石导致的突然发作的肾区剧烈疼痛。急性肾绞痛大多是由于结石所致,而且大部分发生于输尿管结石,故所谓的肾绞痛其实很大一部分是输尿管绞痛。肾绞痛不是一个独立的疾病,是由于多种原因导致的肾盂或者输尿管平滑肌痉挛所致。其发病没有任何先兆,疼痛程度甚至可以超过分娩、骨折、创伤、手术等。

2. 临床表现

急性肾绞痛的典型临床表现为腰部或上腹部疼痛,剧烈难忍,阵发性发作,同时有镜下血尿以及恶心、呕吐症状,查体时患者肋脊角压痛明显。典型的绞痛常始发于肋脊角处腰背部和上腹部,偶尔起始于肋骨下缘,并沿输尿管行径放射至同侧腹股沟、大腿内侧、男性阴囊或女性大阴唇。疼痛程度取决于患者的痛阈、感受力、梗阻近侧输尿管和肾盂压力变化的速度和程度等。输尿管蠕动、结石移动、间断性梗阻均可加重肾绞痛。疼痛最明显的地方往往是梗阻发生的部位。结石在输尿管内向下移动仅引起间歇性梗阻。

3. 肾绞痛特点

（1）性质：突发、阵发性刀割样绞痛。

（2）部位：腰部或上腹。

（3）放射：沿输尿管向下腹、外阴、大腿内侧放射。

（4）伴随症状：恶心、呕吐、面色苍白、出冷汗。

4. 常见病因

（1）肾、输尿管结石：是引起肾绞痛最常见的原因，由于结石向下移动引起肾盂、输尿管平滑肌痉挛。

（2）肾盂、输尿管炎症：因炎症的刺激或产生的脓块脱落阻塞输尿管引起肾绞痛，以女性多见。

（3）肾、肾盂或输尿管肿瘤：肿瘤坏死、出血形成的血块和（或）脱落组织引起输尿管急性梗阻，可诱发肾绞痛。

（4）乳糜尿：尿液中的乳糜块造成肾盂、输尿管阻塞时，可引起绞痛。

（5）迪特尔危象：为肾绞痛的一种特殊情况，是由于肾下垂患者在站立或跑跳后，肾骤然下垂，使输尿管和肾蒂被牵拉，引起输尿管急性梗阻而诱发肾绞痛，平卧后疼痛即可缓解。

二、常见误区

误区一： 腹部阵发性刀割样绞痛就是肾绞痛。

多种疾病都会引起腹部疼痛，因此诊断肾绞痛时应做好鉴别诊断。

（1）急性阑尾炎：典型的腹痛发作始于上腹部，6～8小时后转移至右下腹，呈持续性疼痛；右下腹有压痛、反跳痛，腹肌紧张。尿常规检查一般正常，血常规检查显示白细胞计数增高。少数后位阑

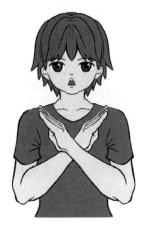

尾炎累及输尿管时,尿中可有红细胞和白细胞,但X线检查无泌尿系统结石影像。

(2)胆道蛔虫症:突发性剑突下阵发性钻顶样剧烈绞痛,间歇期可完全不痛,查体无明显阳性体征,尿常规指标一般正常。

(3)急性胆囊炎:常在进油腻食物后右上腹部剧烈绞痛,向右肩背部放射。查体右上腹有压痛、反跳痛与肌紧张,墨菲征阳性。B超检查见胆囊增大,血常规检查示白细胞计数增高,但尿常规指标均阴性。

(4)急性胰腺炎:有暴饮、暴食或酗酒史,上腹部偏左持续性剧痛,向肩部或腰背部放射,伴恶心、呕吐。查体有上腹部压痛。尿常规指标一般均阴性,血、尿淀粉酶活性常增高。

(5)卵巢囊肿蒂扭转:突发左或右下腹部剧烈绞痛,伴恶心、呕吐。多有下腹部肿块史。下腹和阴道双合诊及盆腔B超检查可鉴别。

(6)宫外孕:下腹部突然剧烈的撕裂样疼痛,伴阴道出血与休克表现。多有停经史。查体下腹部或全腹部有压痛及反跳痛,移动性浊音阳性。妇科检查见后穹隆饱满,宫颈举痛,后穹隆穿刺可抽出不凝血液。HCG试验阳性。

误区二:肾绞痛不痛了就是肾结石好了?

症状与疾病的区别是相对的,肾结石引发的急性肾绞痛一般是由于结石使肾盂、输尿管平滑肌痉挛或管腔的急性部分梗阻所造成的。原本疼得要命的肾结石不那么痛了,可能有两种情况:一种是结石真的排出来了。这种情况一般仅见于肾脏内小于6 mm的小结石;而如果是大于这个尺寸的肾结石逐渐变得不痛了,则要考虑另一种情况了:那就是病情进一步加重。当上尿路梗阻持续不缓解时,将会发生一系列病理生理改变。在急性上尿路梗阻中,随着积水的加重和对疼痛的耐受,患者会感觉疼痛逐渐缓解甚至消失,但实际上病情却是在加重,任其发展可能使肾功能受损,最终导致尿毒症,危及生命。

三、家庭简易救治与急救处理

如出现突发腹部剧烈疼痛的疾病,普通百姓都会很慌张,那我们就来学习一下出现肾绞痛如何自救和预防。

1. 如何自救

先要明确肾绞痛发生的原因。临床上最常见于肾结石和输尿管结石,疼痛明显时可以通过弯腰屈膝位缓解,同时多喝水、勤排尿,多吃新鲜的蔬菜、水果,碱化尿液,积极运动,如跑步、跳绳、爬楼梯等。疼痛缓解后建议主动去医院就诊,因为结石梗阻明显时会引起肾盂积水,大量积水会压迫正常的肾组织,引起肾功能不全甚至肾衰竭可能。肾结石的临床治疗:消炎治疗后,可以通过体外冲击波碎石治疗,严重时需要进行手术取石治疗,根据结石的大小、多少,明确具体的治疗方案。所以,一旦发现肾结石,建议积极就诊于正规医院,防止延误病情,造成不可逆转的后果。

2. 如何预防

预防肾绞痛,主要是预防结石的发生。建立良好的生活习惯对预防疾病发生或避免疾病进一步加重有益处,预防性服用药物也可减少结石的发生。

(1)大量饮水:增加尿量,稀释尿中形成结石物质的浓度,减

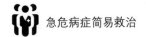

少晶体沉积,亦有利于结石排出。除日间多饮水外,每夜加饮水 1 次,保持夜间尿液呈稀释状态,可以减少晶体形成。成人 24 小时尿量在 2 000 mL 以上,这对任何类型的结石患者都是一项很重要的预防措施。

（2）调节饮食:维持饮食营养的综合平衡,强调避免其中某一种营养成分的过度摄入。根据结石成分、代谢状态等调节食物构成。推荐吸收性高钙尿症患者摄入低钙饮食,不推荐其他含钙尿路结石患者进行限钙饮食。草酸盐结石患者应限制浓茶、菠菜、番茄、芦笋、花生等摄入。高尿酸患者应避免高嘌呤食物,如动物内脏。经常检查尿 pH 值,预防尿酸和胱氨酸结石时尿 pH 值保持在 6.5 以上。此外,还应限制钠盐、蛋白质的过量摄入,增加水果、蔬菜、粗粮及纤维素的摄入。

（3）特殊性预防:在进行了完整的代谢状态检查后可采用以下预防方法。

● 草酸盐结石患者可口服维生素 B 以减少草酸盐排出;口服氧化镁可增加尿中草酸溶解度。

● 尿酸结石患者可口服别嘌醇和碳酸氢钠以抑制结石形成。

● 伴甲状旁腺功能亢进者必须切除腺瘤或增生组织。

● 有尿路梗阻、尿路异物、尿路感染或长期卧床者,应及时去除这些结石诱因。

四、百姓问与答

Q1:肾绞痛第一次发作时,选择保守治疗,反复发作怎么办?

A:（1）积极治疗原发病:肾绞痛作为一种常见的症状表现,

可能是多种疾病引发的,尤其是肾结石、肾肿瘤等疾病,对于这些常见的疾病早期采取积极有效的措施进行治疗,可在很大程度上减少肾绞痛的发生。

(2)多喝水:平时应该注意多喝水,尤其是白开水。患有肾结石的人为了达到排石效果,每天饮水量可达到 4 000 mL,饮水要少量多次,甚至睡前、睡中都应该增加一定的饮水量。这有助于稀释尿液,减少尿中草酸钙、磷酸钙、尿酸等结晶的浓度,起到冲洗尿路、排出微小结石的效果。

(3)适当进行锻炼:在日常生活中应该加强锻炼多进行运动,患者如果没有心肺方面的疾病且体质比较好的话,可以在喝水之后半小时左右进行跳跃、爬楼梯、慢跑等运动,对于减少肾绞痛的再次出现有帮助。

(4)调节饮食:肾绞痛与日常饮食不良有关,所以应注意养成良好的饮食习惯,适当地摄入一些富含蛋白质、动物脂肪类食物,对于草酸含量丰富的食物(如咖啡、浓茶、菠菜、草莓等)尽量限制或避免。

(5)如果肾绞痛反反复复发作,千万不要耽搁,务必及早到医院进行相关检查,必要的时候治疗是不可少的。

Q2:做了肾结石取石术后,能不能吃豆制品?

A:肾结石患者最好少吃豆制品。原因是大豆食品中草酸盐和磷酸盐含量都很高,过量摄入易形成草酸钙、磷结晶体,从而加重结石病。最近,美国华盛顿大学研究发现,大豆和豆类食物中的草酸盐能与肾脏中的钙融合,形成结石,研究者还检测了 13 种以豆类为原料的常见食品(如豆腐、豆干等),发现每一种食品中的草酸盐含量都相当高。

15

食物中的"隐形杀手"

2020 年 10 月 5 日,黑龙江省鸡西市鸡东县发生一起因家庭聚餐食用酸汤子引发的食物中毒事件,9 名中毒者全部死亡。

2020 年 5 月 19 日,广东省东莞一女子食用了隔日黑木耳后出现恶心、干呕等症状,被送入重症 ICU 治疗,终因多器官衰竭经抢救无效死亡。

2019 年 11 月 14 日,云南西双版纳一婚宴发生食物中毒事件,5 人死亡……

一次次食物中毒事件,给我们所有人都敲响了警钟,生活中那些最常见的食物一旦出了问题,就会变成"隐形杀手"。

虽然现在大家都很重视饮食卫生,但食物中毒现象仍屡屡发生。万一发生食物中毒该怎么办呢? 朋友们一定要知道一些食物中毒后的自救措施。下面我们来了解一下食物中毒的症状及应对措施吧。

一、知识园地

1. 什么是食物中毒

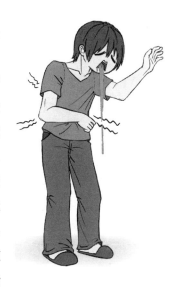

食物中毒,也称食源性疾病,是因食用受污染的食物引起的疾病。传染性有机体,包括细菌、病毒和寄生虫或它们的毒素是食物中毒的最常见原因。传染性有机体或其毒素可在任何加工或生产点污染食品。如果食物处理或烹调不当,也可能在家中发生污染。通常,食物中毒症状可在食用受污染食物数小时内开始,通常包括恶心、呕吐或腹泻。大多数情况下,食物中毒是轻微的,不经治疗即可痊愈,但是病情严重者则需要去医院。

2. 临床表现

根据病因不同,食物中毒可有不同的临床表现,其特征性表现如下。

(1) 胃肠型食物中毒:症状以恶心、呕吐、腹痛、腹泻为主。

(2) 神经型食物中毒:症状以头痛、头晕、乏力、恶心、呕吐、眼部肌肉瘫痪等为主。

(3) 沙门菌食物中毒:多由食用肉制品或动物内脏引起,尤其是病死的家畜。潜伏期 6～24 小时,最长可 2～3 天,有发热、头痛、恶心、呕吐、腹泻、全身乏力,可伴皮疹,大便有脓血。病程 1～

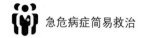

3 周,可死亡。

（4）葡萄球菌性食物中毒：食用剩饭菜，污染的肉、奶、蛋类后引起。潜伏期短，一般 3 小时，表现为呕吐、腹泻，以呕吐为主，发热不明显。

（5）嗜盐菌食物中毒：因食用海产品或盐腌渍的食物引起，潜伏期 8～12 小时，有腹痛、腹泻伴呕吐症状，中度发热，大便呈洗肉水样或脓血便。

（6）肉毒杆菌食物中毒：肉毒杆菌为厌氧菌，多因食用过期罐头、腊肠或密闭贮存食物引起，潜伏期 1 天至数天，神经系统症状明显，有头痛、眩晕、瞳孔散大、软弱无力、眼睑下垂、复视、视力模糊，甚至失明症状，吞咽和呼吸困难、失声，可因呼吸麻痹而死亡。

（7）大肠埃希杆菌食物中毒：潜伏期短，一般 4～12 小时，症状轻，以腹泻为主，大便腥臭味，很少发热。

（8）真菌性食物中毒：一般先有胃肠道症状，而后出现肝、肾损害或神经系统症状，如头痛、头晕、烦躁、惊厥、昏迷，有些真菌引起中性粒细胞减少或缺乏、血小板减少等。

二、常见误区

误区一： 只要出现恶心呕吐就是食物中毒。

食物中毒需要与以下疾病相鉴别：

（1）霍乱及副霍乱：为无痛呕吐，先腹泻后呕吐，无发热，粪便为米泔水样，由于潜伏期长达 6 天，短期内出现大量患者罕见。大便涂片荧光抗体染色镜检和培养可确定霍乱弧菌或爱尔托弧菌的诊断。

（2）食物中毒性突发性急性菌痢：一般呕吐较少，常有发热、内急后重，粪便与脓血混合，下腹和左下腹明显压痛，大便镜检有红细胞、脓细胞和巨噬细胞，大约一半的大便培养有痢疾杆菌生长。

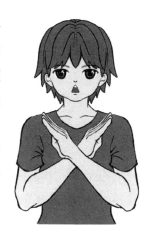

（3）病毒性胃肠炎：以急性小肠炎为特征，潜伏期为 24～72 小时，主要表现为发热、恶心、呕吐、腹胀、腹痛、腹泻，排水样便稀便，严重呕吐时可发生水、电解质、酸碱平衡紊乱。

（4）非细菌性食物中毒：食用发芽的马铃薯、苍耳子、苦杏仁、河豚或毒蕈等中毒者，潜伏期仅数分钟至数小时，一般不发热，以多次呕吐为主，腹痛、腹泻较少，但神经症状较明显，病死率较高。汞砷中毒者有咽痛、充血、吐泻物中含血，经化学分析可确定病因。

误区二：食物中毒不用验血。

食物中毒通常可以通过验血来检测。食物中毒是由于食用受细菌或细菌毒素污染的食物，或食用某些本身含有毒素的食物材料，导致出现中毒的临床症状，临床上主要表现为急性胃肠炎，这些相关症状也可伴有发热。此时，抽血化验中 C 反应蛋白等炎症指标会出现偏高的情况，医生根据临床症状、饮食类型特点和血液的相关检查结果可明确诊断。在治疗方面，通常是在医生指导下对并发症进行对症治疗。同时，可以在医生指导下经验性地选择抗生素进行抗感染治疗，以防止病情加重。食物中毒患者平时需要清淡饮食，不要做过于剧烈的运动。

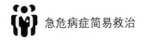

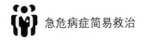

三、家庭简易救治与急救处理

出现食物中毒,大家不要慌张,我们来学习一下食物中毒的判断,以及如何自救和预防。

1. 如何判断

判断食物中毒主要有四条标准:① 短时间内出现大量相同症状的患者;② 有共同的进食史;③ 未食用这种食物的人群不发病;④ 停止供应该种食物后中毒症状不再出现。食物中毒一般在用餐后 4～10 小时发病,高峰期出现在用餐后 6 小时左右。食物中毒后的第一反应往往是腹部不适,中毒者首先会感觉腹胀,有些患者会有腹痛,个别患者还会发生急性腹泻。与腹部不适伴发的还有恶心,随后发生呕吐。食物中毒一般可分为细菌性(如大肠埃希菌)、化学性(如农药)、动植物性(如河豚、扁豆、豆角)和真菌性(如毒蘑菇)食物中毒。食物中毒既有个人中毒,也有群体中毒。其症状以恶心、呕吐、腹痛、腹泻为主,往往伴有发烧。吐泻严重的还能发生脱水、酸中毒,甚至休克、昏迷等症状。出现以上任何一种情况都需及时就医,做到早发现、早治疗、早康复。

2. 如何自救

(1) 催吐:人们在食物中毒后身体上会出现许多种症状,由于食物还存留在人的胃中,可用催吐方法使胃中的有毒食物吐出来,这样就能够有效减轻毒素对于身体的伤害。中毒患者可以使用手指抠自己的喉咙部位,以达到催吐的效果。

(2) 导泻:若食用有毒食物时间比较长,食物已经得到了充分消化,可以采用导泻法将中毒的食物排出。当有毒的食物排出后,患者的中毒症状就会减轻。

（3）解毒：如果是吃了变质的肉类、鱼虾类等食物导致中毒，可以将 100 mL 食醋用 200 mL 的水稀释，然后服下。误食了变质的饮料或防腐剂导致的中毒，可以用鲜牛奶解毒。

（4）保留食物样本：如食物中毒后去医院治疗，最好带上中毒食物的样本，因为医生会检测有毒的食物，以确定是哪种毒素所导致的，然后才能够对症治疗。

3. 如何预防

（1）控制细菌生长繁殖和产生毒素：低温可抑制细菌生长繁殖和产生毒素，因此冷藏是最有效的方法，也是预防细菌性食物中毒最主要的措施。熟食品在冷藏期间，做到避光、断氧及不再受污染，冷藏效果最好。一般冷藏温度＜10 ℃。另外，如果无冷藏设备，可采用盐腌的办法，加 8％～10％食盐腌一下，摊放在阴凉通风处也可控制细菌繁殖。加工后的熟肉制品要尽快降温，放置在阴凉通风处。

（2）尽量不要在路边小摊购买肉制品：以往的食物中毒事件分析表明，肉制品诱发的食物中毒案例较多。由于肉类营养多，不仅人们爱吃，细菌也易在其中繁殖。路边小摊卫生条件差，肉制品沾染细菌的机会更大，而且散装肉制品大多没有冷藏设备，保质、保鲜时间短，质量无法保证。正规商场或专卖店的配套设施完备，可以在那里放心购买肉制品，而且其供货渠道比较固定，即使发生不测，执法部门也能查清来源进行补救。

（3）制作冷拼菜需注意消毒：天气较热，人们喜欢吃冷拼菜即俗称的凉拌菜，这类菜看似简单实际上却极有讲究，必须要专人在专门的房间使用专门的刀、板切割，蔬菜在制作前必须专门消

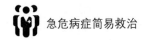

毒,储藏时必须用专门的冷藏设备。因为凉菜的特性与热菜根本不同,混在一起容易变质;而制作凉菜时消毒不彻底是常有的事,这就为中毒埋下祸根。

(4)热菜一定要煮熟、蒸透:这是做菜最基本的道理,但却最容易被忽视。毋庸讳言,有一些菜确实是七八成熟时味道最好,可从科学的角度而言,则可能对身体有害。饭菜在被煮熟、蒸透后才能杀灭病菌及去除原有的农药、添加剂等有害含量,才能真正成为可入口的食物。

(5)切忌过度食用冷饮或者热食后立即冷食:这种不良现象在一些青少年中较常见。有些人在激烈运动后,毫无顾忌地畅饮冷藏汽水,还有人喜爱吃大量的雪糕、冰激凌,也有人习惯在吃饭后马上接着吃西瓜等降温冷食,这些行为都极有可能因冷热不均刺激肠胃,进而引发拉肚子、胃痛等症状。这些症状虽然一般不会致命,但发作起来着实令人难以忍受。

四、百姓问与答

Q1:食物中毒可以喝牛奶吗?

A:食物中毒是可以喝牛奶的,但不能多喝,因为牛奶可以补充优质的蛋白质和钙。另外,食物中毒后还应该多喝温开水以加快新陈代谢,促进有毒物质的排出,饮食应尽量以清淡为主。另外,若是由于重金属中毒,喝牛奶还能在一定程度上解毒。若是中毒情况严重,建议及时去医院检查。

Q2:食物中毒后,饮食要注意些什么?

A:为了尽快恢复健康,应注意清淡饮食,减少酒精、烟草、辛辣饮食对胃黏膜的刺激,加重食物中毒症状。此外,食物中毒后的饮食要有规律,少食多餐,还要保证糖、脂肪和蛋白质的比例,补充维生素和营养,半流食容易消化的食物比较好。如果食物中毒急性期需要禁食,有腹痛或上吐下泻症状严重的患者最好住院治疗,给予补液以免脱水加重病情;平时注意个人卫生避免病菌侵入加重病情,多休息、避免着凉,有利于康复。

16

骨折那点事儿

2022 年 10 月 14 日,海南省保亭县一男子醉酒后跌落 3 米高桥,全身多处骨折。

2022 年 9 月,广西某一女子骑电瓶车与二轮摩托车相撞,致右侧桡骨骨折。

2022 年 8 月,上海某游乐场所,五岁儿童体验蹦床时摔倒致骨折。

2022 年 2 月,石家庄一位七十岁阿姨不慎摔倒,左腿疼痛难忍无法活动,送医后被诊断为股骨颈骨折。

2021 年 11 月,北京一工厂内两员工因一包烟发生争执,致一人肋骨骨折。

2021 年 5 月 27 日岳阳市曹某在工作时与同事黄某交谈,曹某走时被黄某从后面搂抱了一下后曹某感觉胸部疼痛,6 月 1 日在医院检查发现肋骨骨折。

在我们日常生活中,发生意外骨折的事件很常见,导致骨折的原因有很多,最常见的要数创伤性骨折了,那我们怎么判断自己是骨折了还是扭伤了?骨折之后应该做什么?让我们一起来了解一下吧!

一、知识园地

1. 什么是骨折

骨折指人体骨骼由于外界受力超过自身承受范围,导致骨骼的完整性和连续性遭到破坏而出现断裂。该类症状多发于老年和青少年人群,老年人因骨骼中的微量元素流失严重而导致骨质疏松,容易引发骨折;而青少年则因身体骨骼未发育完全,容易因外力导致骨折。骨折的严重程度受到骨折部位和具体病症的复杂程度影响,当骨折程度不是很严重时一般采取保守治疗,若出现粉碎性或多处骨折则需要采取外科手术治疗。

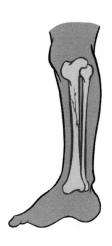

2. 临床表现

(1)疼痛:骨折部位的疼痛是最突出的表现。

(2)肿胀:因骨折断端出血以及周围软组织损伤而形成血肿,受伤部位的软组织会有明显的肿胀,并出现皮下瘀斑。

(3)运动功能障碍:骨的连续性中断、支撑作用丧失和剧烈的疼痛导致躯干或肢体的功能障碍和活动受限。

3. 病因

(1)直接暴力:暴力直接作用于骨骼某一部位而致该部位骨折,常伴不同程度的软组织损伤。如车轮撞击小腿,于撞击处发生胫腓骨骨干骨折。

(2)间接暴力:暴力作用时通过纵向传导、杠杆作用或扭转作用使远处发生骨折,如从高处跌落足部着地时,躯干因重力关系急

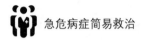

剧向前屈曲,胸腰脊柱交界处的椎体发生压缩性或爆裂骨折。

（3）积累性劳损：长期、反复、轻微的直接或间接损伤可致使肢体某一特定部位骨折,又称疲劳骨折,如远距离行走易致第 2、3 跖骨及腓骨下 1/3 骨干骨折。

二、常见误区

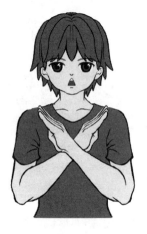

误区一：骨折一定是受了外力的冲击或伤害。

并不是哦,除了传统意义上认为的外伤性骨折,还有一种叫病理性骨折,一般是由老年、各种营养不良和内分泌等因素引起骨质疏松而造成的骨折,骨的原发性或转移性肿瘤也是病理性骨折最常见的原因。

误区二：骨折了打石膏比打钢钉好。

其实不然,骨折打钢针好还是打石膏好是需要根据骨折的严重程度来决定的。如果骨折后骨头没有出现明显错位,那么通过打石膏的方法进行治疗的效果会相对较好。但是,骨折后如果骨头出现明显的错位,就需要通过打钢板和螺钉的方法来进行治疗。

三、家庭简易救治与急救处理

1. 如何判断

最简单的方法就是去医院进行 X 线、CT、MRI 等医学影像学检查判断是否骨折。还可以通过骨擦音、功能障碍、肿胀疼痛等症状来判断是否存在骨折。

（1）骨擦音：是完全骨折的特有体征之一，指的是骨折后出现的骨折断端之间的摩擦、碰撞的声音。

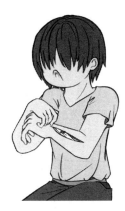

（2）功能障碍：由于骨折端不稳定，会导致在正常情况下肢体不能活动的部位在骨折后出现了不正常的活动，或者肢体不能主动活动、关节屈伸活动等状况，也可能会出现骨折端移位外形发生改变，主要表现为成角、缩短或延长等。

（3）肿胀疼痛：如果磕碰后出现的疼痛超过1周没有缓解，或肿胀很厉害，就要考虑是否是骨折后出血造成的。

2. 如何自救

（1）止血：若出现开放性骨折或大出血的情况，伤者需第一时间利用身边现有的消毒纱布、干净的绷带等医疗物资及时进行止血。

（2）伤口保护：如果伤口处有明显的异物，可先进行简单清理，然后用清洁的纱布等进行包扎。

（3）固定：患者可以利用身边的树枝、木棍、木板等物品对骨折部位进行固定，避免骨折部位在活动过程再次受伤。

3. 如何预防

在临床上，对不同的人群采用不同的预防方法。每一种人群，导致骨折发生的诱因都不一样，需要进行针对性预防，包括儿童、中青年、老年人等。

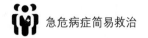

急危病症简易救治

（1）儿童：往往是在玩耍过程中不慎摔伤或跌落引起骨折，因此，应尽量避免儿童从事危险的游戏，尤其是滑梯、滑板等。

（2）中青年：避免剧烈对抗性活动，在运动前做好热身，在登高工作时一定要做好防护，避免跌落、摔伤导致骨折。

（3）老年人：主要是预防骨质疏松性骨折。平时多进食含钙丰富的食物；另外，多晒太阳，利于维生素 D 的补充。生活中可以穿防滑鞋，对于行动不便的老人，可使用拐杖或轮椅加以保护，雨雪天气尽量避免外出，以免滑倒、摔伤导致骨折。晚上去卫生间时需开灯，保持室内光线明亮，避免出现绊倒、摔伤；室内地面保持清洁干燥，避免因潮湿造成滑倒摔伤。

四、百姓问与答

Q1：俗话说"伤筋动骨一百天"，骨折后是不是要一直躺着？

A：大多数骨折患者前期都需要卧床休息，减少活动可以有效避免患处断端移位、畸形愈合等。另外，卧床休息、抬高患肢也可以促进血液循环，这对骨折的愈合也是有帮助的。

随着患处逐渐愈合，骨折后期患者需要下地活动，配合医生做好恢复锻炼，防止肌肉、关节僵硬萎缩。

Q2：骨折后吃点什么比较好？

A：患者骨折后吃什么食物可恢复得快，要根据骨折不同恢复期来调理饮食结构，早期以清淡饮食为主，如水果、鱼汤等；中期可补充动物性蛋白，如牛、羊肉等；后期可多吃些含钙高的海产品。

（1）骨折早期：饮食应以清淡为主，同时富含蛋白质，可以吃蔬菜、水果、鱼汤、瘦肉等，应忌食辛辣刺激性食物。

（2）骨折中期：宜补充动物性蛋白和维生素，如牛羊肉、鸡肉、猕猴桃等；为了补充钙离子和蛋白质，还可以吃一些动物的肝脏。

（3）骨折后期：在补充足够的蛋白质和维生素的同时，需要吃含钙量高的食物，如海产品、牛奶、瘦肉、骨头汤等，能够促进伤口及骨愈合。

患者还可以在医生的指导下服用碳酸钙片，使骨折快速愈合。患者在治疗期间还应尽早开始康复训练，促进骨折愈合，预防血栓和关节僵硬的情况发生。同时，患者还应注意保持良好的心态、充足的睡眠，避免不良情绪出现。

17

"扭一扭"也会伤吗

15岁的王同学,打篮球起跳落地时不慎扭伤脚踝,检查时发现"右外踝撕脱骨折",因"右踝部骨折、周围软组织肿胀"入院。

无独有偶,来自市北区的秦同学也来院就诊。他在运动时扭伤了脚,走路、站立时间久了肿痛不适感加重。经影像学检查,被诊断为"双踝距腓前韧带损伤",情况严重,需手术治疗。

与前两位同学首次扭伤不同的是,程同学由于暑假刚开始第一次扭伤时没放在心上,没做特殊处理,这已经是他近期第三次扭伤脚踝了。

人体25%的骨骼集中分布在足部,人一生大约要走20万公里的路,相当于绕地球4圈,足部承担了负重、行走和减震的作用,每天每只脚承受着巨大压力,由于足踝部骨骼与软组织结构复杂,皮肤薄、血供差,神经、肌腱和血管集中,受伤后若不及时进行有效诊治,会影响日常的生活质量。韧带是使骨头之间相互连结的结缔组织索状物,与弹性纤维紧密并行在一起。而韧带扭伤指的是四肢关节或躯体部的软组织(如肌肉、肌腱、韧带、血管等)出现损伤,但是没有发生骨折、脱臼、皮肉破损等情况。它的典型表现为扭伤部位疼痛、肿胀、活动受限,损伤部位多见于腰、踝、膝、肩、腕、肘、髋。

一、知识园地

韧带扭伤常由外力引起。韧带可加强关节、维护关节在运动中的稳定,并限制其超越生理范围的活动,当遭受暴力产生非生理性活动、韧带被牵扯而超过了耐受力,就容易发生损伤。如果是巨大外力导致的韧带扭伤,还可能引发关节脱位,同时可使关节结构及稳定性遭到破坏,导致关节不稳,影响关节运动。其他如运动前准备不充分、过度训练、选择不适宜的项目、穿不合适的鞋子进行运动等,都可能是韧带扭伤的诱发原因。

1. 什么是扭伤

正常情况下,关节由两根骨头和周围的关节囊、韧带等结构组成,关节囊和韧带负责将两根骨头连接在一起。而扭伤是指关节中连接骨头的韧带在外力的作用下出现的拉伸、撕裂等损伤。

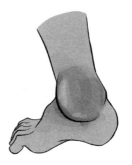

2. 临床表现

(1)疼痛:扭伤部位的疼痛是最突出的表现。

(2)肿胀:韧带损伤、出血,周围软组织会出现肿胀。

(3)淤青:扭伤部位的血管撕裂,在皮肤下方的组织中出现出血的情况,表现为局部淤青。

(4)活动受限:因疼痛导致关节在正常范围内无法进行有效的活动。

3. 常见原因

(1)踝关节:在不平整的地面上行走或者跑步、从高处跳落以

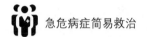

及女性穿高跟鞋等,容易导致踝关节扭伤。

(2)膝关节:在做剧烈的轴移运动时,如打篮球、踢足球、滑雪等,当大腿和小腿出现剧烈旋转和水平错位力量时,就容易扭伤膝关节。

(3)腕关节:从高处坠落,使用腕关节进行支撑时容易出现扭伤;也有少部分在腕关节负重情况下进行剧烈旋转活动导致扭伤。

(4)在做剧烈活动时,手指过度伸展容易出现关节扭伤。

4.常见部位

人体关节均有扭伤的可能性,但一般常见于踝关节、膝关节、腕关节、手指等。

二、常见误区

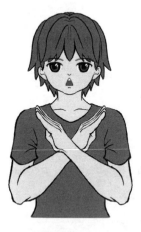

误区一: 扭伤都是关节损伤。

急性腰扭伤,俗称"闪腰",是一种常见的腰部软组织损伤,即腰部肌肉、韧带、筋膜等发生撕裂,常在人们运动或劳动的时候,因姿势不当、转动身体幅度过大或用力过猛、弯腰搬重物用力不当而引起,也可发生于外力碰撞时。急性腰扭伤可反复发作,有些老年人甚至下床穿鞋、伸腰打呵欠时也会发生腰部肌肉、韧带损伤或撕裂。

误区二: 不剧烈运动就不会出现扭伤。

除了普通的关节扭伤外,还可能出现腰扭伤,腰扭伤常见于以下原因。

（1）姿势不良：办公室人群长期以不良姿势久坐，或是搬重物时姿势不正确，又或是运动时姿势不标准，很容易致腰部肌肉负荷过重、腰肌收缩不协调，进而形成腰肌劳损，腰部脆弱性大大提高，腰扭伤发生概率大大增加。

（2）动作失调：动作失调时，人的重心难以处于平衡状态，此时人很容易跌倒。跌倒失足的瞬间，人通常都是无思想准备的，为了身体保持平衡，腰肌会反射性地强烈收缩，容易导致腰肌和胸腰筋膜受伤。

（3）外力撞击：当可能致腰部前屈，或直接导致腰部挫伤，这些损伤都会进一步造成腰部肌肉筋膜韧带以及周围软组织损伤，这即为腰扭伤。如果扭伤程度较重，还可能诱发骨折、脱位以及神经损伤等严重并发症。

三、家庭简易救治与急救处理

1. 如何自我处理

（1）制动：尽可能避免受伤关节或者部位的一切活动。

（2）冷敷：扭伤 24 小时内，可用毛巾包裹冰袋或者冰冻矿泉水冰敷受伤的位置，绝对不要热敷。

（3）适当垫高受伤部位（高于心脏位置）可减少肿胀。

（4）可以服用非处方止痛药缓解疼痛。

2. 如何判断是否需要就医

（1）怀疑可能有骨折的时候。

（2）不能动，或一动就特别疼。

（3）冰敷、休息或吃了止痛药后没有好转。

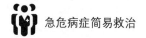

（4）扭伤后 5～7 天没有好转。

（5）受伤部位脆弱或是很容易再次扭伤。

（6）受伤部位变成紫青色,麻木没有知觉,或有刺痛感。

3．如何预防

（1）良好的准备运动：例如腰部伸展弯曲,由于腰扭伤通常与腰部慢性劳损相关,科学预防需进行正确的腰部准备活动,能够减少运动腰扭伤的发生率。同时适当进行腰部伸展活动,有助于增加腰部柔韧性,有利于防止腰部扭伤。

（2）进行器械运动时注意方法：例如杠铃推举、哑铃提举练习时,需注意避免重量过重,应根据自身身体情况选择重量合适的器械和运动方式。若对某种器材使用和部分锻炼动作要领不熟悉,应该请专业人士进行保护与指导,以避免受伤。

（3）搬运重物时注意做好保护措施：干重活时注意使用保护器具。例如,使用护腰带进行腰部保护,佩戴护腰带可使腰部受到的压力减轻 20％～25％,可有效预防急性腰扭伤。腰部扭伤最常见的原因为搬运东西的姿势错误,降低该类疾病的发生率需要掌握正确的搬运姿势。

（4）加强运动锻炼：有助于增强个人肌肉力量。对于肌力较弱的患者更需注重自身肌肉力量的锻炼,以减少腰部扭伤发生。

四、百姓问与答

Q1：扭伤后应该是冷敷还是热敷？

A：（1）早期冷敷的目的是控制水肿,待疼痛、肿胀缓解后即可停止冷敷,冷敷最长时间至伤后 48 小时。推荐的频率是每 2～

3 小时 1 次,每次 15～20 分钟。

（2）后期热敷的目的是加快循环,促进损伤修复,肿胀缓解后或扭伤 48 小时后,可以开始热敷。目前没有热敷频率的推荐意见,可以根据自身情况早、中、晚各热敷 1 次,每次 15～20 分钟,温度以 40～50 ℃为宜。

Q2：如何早期判断腰扭伤? 是卧床休息还是去医院治疗?

A：症状较轻的患者扭伤当时疼痛不明显,但一两天后腰痛会加剧,多局限在腰骶部。部分患者还可出现从腰向下肢迁延的疼痛,主要位于臀部和大腿后侧。严重闪腰时会引起瘀血、胀肿、肌肉痉挛、腰部疼痛,腰部活动受限,不能挺直,俯、仰、扭转感到困难,咳嗽、打喷嚏、大小便时疼痛加剧,严重影响日常生活,给患者带来无法言表的痛苦。急性腰扭伤如不及时治疗,可演变成慢性腰肌劳损,甚至引发坐骨神经痛。闪腰后若出现以下情况应及时就医：

（1）腰痛同时伴有臀部或下肢疼痛、麻木、无力,甚至大小便障碍等压迫神经的症状。

（2）腰痛迁延不愈,持续 1 周以上,无缓解趋势。

（3）习惯性"闪腰",影响正常生活。

（4）疼痛加重,休息无法缓解,伴晨起腰背部僵硬。

18

爱我，你就别咬我

现在许多家庭都喜欢养小猫、小狗等宠物。孩子天生喜欢小动物，爱与小动物一起玩耍。即使最温顺的猫狗也有恼怒的时候，孩子一旦被猫、狗等宠物抓伤，家长就要紧急处理伤口，不仅要止血、止痛，最重要的是避免感染狂犬病毒。

不久前，陈小姐从朋友那里得到一只重达 2 kg 的大乌龟。她把乌龟带回家，照顾得相当周到。每天还放在手上把玩，就连晚上睡觉也抱在被窝里。一日，张小姐像往常一样，抱着宠物乌龟躺在床上看电视，见那乌龟的嘴巴也一张一合的，非常有趣，就忍不住亲了它一口。谁知，乌龟竟张开嘴巴一口咬住张小姐的鼻子，张小姐疼痛难忍翻滚下床，随后到医院进行治疗。

"2021 动物致伤防治高峰论坛"在北京举行，动物致伤已经成为急诊外科的常见问题。据不完全统计，我国每年有 4 000 万人被猫狗咬伤，毒蛇咬伤人数超过 30 万。动物致伤除了造成组织损伤外，还可能引起细菌、病毒感染，过敏性休克等其他严重后果。例如，最常见的猫狗咬伤，如果治疗不规范，就可能引起狂犬病、破伤风。狂犬病患者的病死率接近 100%，而毒蛇咬伤、胡蜂蜇伤、蚂蚁蜇伤则会造成中毒，导致严重过敏反应。

一、知识园地

1. 什么是动物咬伤

在我国儿童中,最常见的动物咬伤是犬咬伤,其次是猫咬伤。动物咬伤后,除了局部软组织、肌肉损伤外,还要预防感染狂犬病毒。犬咬伤是指犬的上下颌牙齿咬合切割人体组织导致的皮肤破损、组织撕裂、出血、感染等损伤;除了一般化脓性感染外,还可引起狂犬病、破伤风、气性坏疽等特殊感染。

2. 狂犬病的临床表现

狂犬病患者大多表现为特异性的恐风、恐水,咽肌痉挛,进行性瘫痪等症状,典型症状就是恐水现象。饮水时,甚至是听到水声,患者就会出现吞咽肌痉挛,不能将水咽下,即使患者极度口渴也不敢饮水。

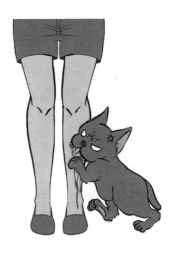

3. 常见原因及如何避免

各地犬咬伤的案例屡见不鲜,绝大多数是被流浪狗咬伤。对于流浪狗的处置是我国需要重视的问题。

相关部门要加强合作,完善对流浪狗的处置规范,鼓励群众以收养代替买卖。另外,对于养宠物的家庭,要加强其对宠物提前免疫和拴养的宣教。应当呼吁整个社会养宠物的家庭主动给宠物提前做好免疫,出门遛狗时主动给狗戴上拴狗绳。另外,要提高群众对犬类的防范意识,在和动物接触时有保护自身不受意外伤害的风险

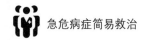

意识。要加强对狂犬病危害的科普宣讲，让很多不以为然的人群意识到犬咬伤可能会带来的严重生命危险，及时去医院就诊治疗，同时也要加强临床上对狂犬病疫苗的推广和应用。一旦不幸被狗咬伤，心里莫慌，第一时间对伤口进行冲洗，使病毒减少到最低，及时去医院注射狂犬病疫苗，切不可抱有侥幸心理。

二、常见误区

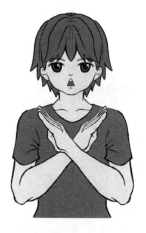

误区一：打了狂犬疫苗就不能同时打其他疫苗。

接种狂犬病疫苗期间，也可以按照正常免疫程序接种其他疫苗，但优先接种狂犬病疫苗。注射了狂犬病免疫球蛋白者，应按疫苗说明书要求推迟计划接种的减毒活疫苗。

误区二：被任何动物咬伤后都需要进行接种狂犬病疫苗。

在狂犬病暴露后需要接种狂犬病疫苗。但哺乳动物以外的动物不传播狂犬病，如龟、鱼、鸟类等，被其致伤后属于无风险暴露，无须进行狂犬病暴露后处置。

三、家庭简易救治与急救处理

1. 哪些动物咬伤后需要暴露后处置

（1）高风险：犬、猫（包括流浪和家养）；流浪的或者野生的哺乳动物,主要是指食肉哺乳动物;蝙蝠(接触即为高风险)。被高风险动物致伤后必须进行暴露处理。

(2)低风险:牛、羊、马、猪等家畜,兔、鼠等啮齿类动物。被低风险动物致伤后是否进行暴露后处理,应根据当地流行情况决定,一般无须狂犬病暴露后处置。

(3)无风险:哺乳动物以外的动物不传播狂犬病,如龟、鱼、鸟类等,被其致伤后属于无风险暴露,无须进行狂犬病暴露后处置。

2. 如何区分伤口暴露程度,暴露的伤口应如何处理

(1)Ⅰ级暴露:完好的皮肤接触动物及其分泌物或排泄物属Ⅰ级暴露,无风险,无须暴露后处置,但接触部位须认真清洗。

(2)Ⅱ级暴露:无明显的出血、咬伤、抓伤,以及无明显出血的伤口或已闭合但未完全愈合的伤口接触动物及其分泌物或排泄物,属于Ⅱ级暴露,需进行伤口处置及疫苗接种。

(3)Ⅲ级暴露:需要进行伤口处置、疫苗接种及根据情况使用被动免疫制剂。这类伤口包括:① 穿透性的皮肤咬伤或抓伤,临床表现为明显出血;② 尚未闭合的伤口或黏膜接触动物及其分泌物或排泄物;③ 暴露于蝙蝠。

3. 犬咬伤后伤口如何处理

(1)伤口冲洗:使用肥皂水及流动清水对伤口进行彻底有效的冲洗。为保证冲洗效果,需冲洗 15 分钟左右。

(2)伤口清创:由专业医务工作者遵循清创原则进行伤口清理,通过外科技术降低伤口感染率,促进愈合。

(3)伤口消毒:使用碘制品或专用冲洗液或消毒剂对伤口进行消毒。

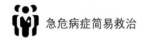

（4）伤口缝合：由专业医务工作者评估后进行。

4. 狂犬病疫苗的接种程序和部位

（1）目前我国推荐两种接种程序：

● "五针法"（所有疫苗均可使用）：第 0、3、7、14 和 28 天各接种 1 剂，共接种 5 剂；

● "2 - 1 - 1"程序：第 0 天接种 2 剂（左右上臂三角肌各接种 1 剂），第 7 天和第 21 天各接种 1 剂，共接种 4 剂。

（2）人用狂犬病疫苗注射部位：2 周岁及以上患者选择上臂三角肌；2 周岁以下者选择大腿前外侧肌肉。狂犬病为致死性疾病，暴露后进行狂犬病疫苗接种无任何禁忌。

四、百姓问与答

Q1：狂犬病疫苗要是接种迟了需要重新接种吗？

A：后续接种顺延即可，不需要再从头接种。

Q2：孕妇、老人、儿童可以接种狂犬疫苗吗？

A：狂犬病疫苗是灭活疫苗，孕妇、哺乳期、老人、儿童（包括婴幼儿）接种狂犬病疫苗是安全的。如果发生了狂犬病暴露，应该全程、足量、规范接种狂犬病疫苗。

Q3：狂犬病疫苗全程接种完毕后，半年内再次被狗咬伤，还需再次接种吗？

A：首次暴露及再次暴露人用狂犬病疫苗推荐接种程序，首次暴露人群选择"五针法"或者"2 - 1 - 1"程序完成全程免疫接种。完成全程免疫半年内再次暴露，不需要接种；完成全程免疫超过半年未到 1 年再次暴露，加强接种 2 剂，即"五针法"的第 0、3 天；完成全程免疫超过1年未到3年再次暴露,加强接种3剂,即"五针法"的第0、3、7天;完成全程免疫超过3年再次暴露,需重新全程免疫接种。

19

破伤风是一种"伤风"吗

11月2日早晨,14岁的周意杰(化名)在家起床后突然张口困难、四肢抽搐,家人紧急将他送往长沙市中心医院(南华大学附属长沙中心医院)急诊科,结合临床症状及一周前曾被铁钉扎伤的受伤史,医生判断周意杰发生了破伤风梭菌感染,马上收入急诊重症监护室救治。

"1周前,孩子打球时,被球场上一根生锈的铁钉扎破了脚底,当时觉得伤口不大,流血也不多,回家后用络合碘消毒了伤口,就没再去医院处理了。"据周意杰母亲张岚云回忆,"没想到孩子突然出现全身乏力、张口困难、四肢抽搐,把我们吓坏了,赶紧送到医院,医生说是伤口感染引发了破伤风,情况很危险。"

48岁的患者言某,1个月前骑自行车时不慎摔伤,左手小指破损出血,10余天后出现咀嚼无力、张口困难、双腿乏力症状。到当地市人民医院就诊,未能明确诊断,来到某三甲医院求医,该院初步判断为破伤风。

一、知识园地

1. 什么是破伤风

破伤风是指破伤风梭菌的芽孢在缺氧条件下发育成增殖体，快速繁殖并不断产生以痉挛毒素为主的外毒素，导致患者出现一系列症状的疾病。

2. 临床表现

破伤风感染后不会马上出现症状，会有一段无典型症状的潜伏期。潜伏期与原发感染部位距离中枢神经系统的远近有关，一般为 3~21 天，多数在 10 天左右。新生儿破伤风潜伏期为出生后 5~7 天（潜伏期范围为 3~24 天）。一般潜伏期越短，病情越重，预后越差。破伤风感染的伤口局部可无明显的炎症或感染征象，甚至有些看上去已经愈合。

典型症状为苦笑面容（即不自主的笑容状态）、牙关紧闭、角弓反张、抽搐，可因窒息或呼吸衰竭而死亡。早期症状为漏口水、出汗和易激动。

3. 常见原因

破伤风主要见于各种创伤，尤其在深、狭创伤多见。另外，新生儿在不洁条件下断脐带也会使产妇和新生儿发生破伤风。破伤风属于厌氧菌感染，对于又深、又窄的伤口，比如泥土污染等不干净的情况比较严重时容易引起厌氧菌感染，尤其是破伤风梭菌的感染。

4. 疾病类型

（1）全身型破伤风：80％以上的病例为这一类型，表现为全身

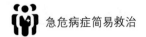

肌肉疼痛及痉挛,可产生典型的苦笑面容、角弓反张,声门的痉挛会引起呼吸道梗阻导致猝死。

(2)局部型破伤风:并不常见,表现包括伤口附近限定区域的肌肉痉挛。痛苦的收缩可持续数周至数月,然后逐渐平息。尽管局部型破伤风本身一般比较轻微,患者病死率<1‰,但有可能发展成全身型破伤风,以及产生并发症。

(3)头部型破伤风:是破伤风的一种稀有表现形式,通常与头面部创伤,特别是面部神经分布区与眼眶部位的创伤及慢性中耳炎相关。潜伏期通常是急性创伤后的1~2天。与全身型破伤风相反,头部型破伤风的表现是无张力颅神经麻痹。无论怎样,牙关紧闭症仍可观察到。这种病可能发展成为全身型破伤风,且预后相似。

(4)新生儿破伤风:这是因为分娩时使用不洁器械剪断脐带或脐部消毒不严格,破伤风梭菌芽孢侵入新生儿脐部所致。一般出生后4~7天发病,俗称"七日风""B齐风"或"锁口风"。新生儿在疾病早期出现哭闹、张口和吃奶困难等;疾病进展后症状与全身型破伤风相同。

5. 常见并发症

(1)骨折:严重痉挛可能导致脊柱和其他部位骨折。

(2)肺栓塞:有心血管基础疾病的患者,可能由于痉挛导致身体别处的血凝块移动到肺部,造成肺栓塞。

(3)呼吸衰竭及心搏骤停:严重的肌肉痉挛会干扰呼吸,呼吸衰竭是破伤风患者最常见的死因。缺氧也可能导致心搏骤停和死亡。

二、常见误区

误区一：破伤风只会发生于青壮年之中。

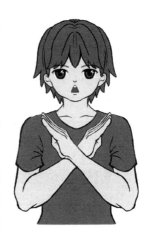

破伤风可发生在任何年龄，老年人比年轻人更为常见，发展中国家的发病率及病死率均较高，甚至是发达国家的上百倍或上千倍。

65岁以上老年患者的死亡风险是其他年龄患者的5倍。我国尚无确切的破伤风发病率数据，约10万人中有1例破伤风患者，发病率正在逐年下降。

误区二：只要受外伤，就会得破伤风。

破伤风梭菌在浅表伤口中不易生长，其感染的重要条件是局部形成"厌氧微环境"，以下因素会增加感染破伤风梭菌的风险：

（1）伤口被泥土、粪便、痰液污染。

（2）钉子或针造成的穿刺伤。

（3）烧烫伤、挤压伤、烟花爆竹炸伤。

（4）开放性骨折。

（5）动物或昆虫咬伤。

（6）慢性鼻窦炎、中耳炎、口腔感染、肛旁脓肿等。

（7）新生儿脐带感染。

（8）异物残留在体内，如钉子或碎片。

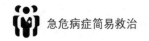

三、家庭简易救治与急救处理

1. 如何自救

符合前述破伤风梭菌致病条件的伤口均应及时就诊，尽早规范处理伤口可减少破伤风梭菌污染的可能。同时应正确进行破伤风预防，以降低发病率。当发生外伤时，尤其是伤口较深、存在污染、伤口内有异物的时候，避免自行处理，应就近到急诊外科、创伤外科或烧伤外科接受规范的专业治疗。在外伤治疗时，应根据既往破伤风疫苗接种史进行正确的外伤后破伤风预防。如果已经是破伤风发病状态，应到急诊科或重症监护室住院治疗。

2. 如何治疗

破伤风的治疗方法主要是彻底清除毒素，应用抗毒素中和游离毒素，保持呼吸道通畅等。同时，避免声、光、饮水等刺激诱发患者发作。

为了防止污染的伤口或损伤的组织感染破伤风梭菌，应及时清创，即清除伤口的污垢、异物和损伤组织。清创前可将适量的破伤风被动免疫制剂浸润注射于伤口周围的组织中。

创伤后早期进行彻底清创处理是预防破伤风的重点方法，也可结合主动免疫或被动免疫进行预防。

3. 如何预防

（1）尽量避免受伤，特别是在使用钉子、针等尖锐物品的时候。

（2）文身需要到专业机构进行，以避免消毒不彻底引起细菌感染。

（3）受伤后及时处理伤口，严重的伤口需及时就医。

（4）打破伤风针是预防破伤风感染非常有效的手段。破伤风针有两种，一种是破伤风抗毒素，需要尽早注射，而且尽量要求在受伤后 24 小时内注射，预防效果可以维持 1 周左右。另一种破伤风针是破伤风免疫球蛋白，不需要做皮试，预防效果可以维持 3 周左右。目前，常规医院所具备的都是破伤风抗毒素，第 1 种预防时间是 1 周，超过 1 周都要常规再次接受破伤风抗毒素治疗。

四、百姓问与答

Q1：出现肌肉痉挛和强直的表现就表明得了破伤风吗？

A：有外伤或伤口的患者，根据牙关紧闭、苦笑面容、疼痛性肌肉挛缩等典型表现可诊断为破伤风。但破伤风也可能出现在一些无明确伤口或外伤史的患者中，15％～25％的患者没有明确的近期外伤史；同时破伤风的肌肉痉挛、强直的表现也可出现在其他疾病中，如脑膜炎、狂犬病、口腔及咽部感染和颞下颌关节疾病等。

Q2：得了破伤风后会有什么后遗症吗？

A：年龄、性别、较短的潜伏期、发病至出现痉挛的间隔时间、发病至住院的间隔时间、缺乏清创均为影响破伤风病死率的因素。全身型破伤风肌肉痉挛持续时间一般为 1～4 周，完全恢复大约需要 1 个月。但痊愈后仍在一段时间内存在局部肌肉紧张或反射亢进。恢复期间可能出现一些精神症状，如幻觉、言语和行动错乱等，但多能自行恢复。我国已于 2012 年证实消灭了产妇与新生儿破伤风。

20

"腿梗"来袭

2019年7月，甘肃省一名94岁的张大爷双腿疼痛后出现溃疡，检查后确诊为严重的下肢动脉硬化闭塞症。医院为老人成功进行了左下肢球囊扩张和支架植入术。术后张大爷恢复良好，腿麻、腿凉症状明显改善，腿脚也不疼了。

2022年12月，青岛某医疗集团血管外科中心专家团队连续救治两名突发下肢动脉栓塞的患者，通过微创取栓手术，疏通闭塞血管，挽救了下肢肢体，守护了"生命通道"。

道路堵塞容易导致交通面临瘫痪，下肢血管也会阻塞，引起下肢动脉缺血，严重时发生肢体坏死，这就叫作"腿梗"，医学上称为下肢动脉硬化闭塞症，跟脑梗死、心肌梗死的原理一样，都是由于血管不通、堵塞造成的。其实腿梗的发病率、危害程度都不亚于"心梗"和"脑梗"。如不及时治疗，后果不堪设想。

腿梗发作，是不是就一定没药医没药救了呢？其实并不然，准确的判断、快速的救治、有效的预防，在一定程度上还是可以挽救肢体的，让我们一起来学习一下吧！

一、知识园地

1. 什么是下肢动脉硬化闭塞症

下肢动脉硬化性闭塞症是全身性动脉硬化血管病变在下肢动脉的表现。是由于动脉粥样硬化累及下肢动脉，导致动脉狭窄或闭塞而引起肢体缺血症状的慢性疾病。

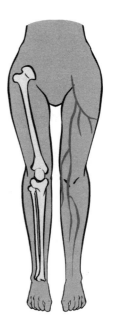

2. 临床表现

下肢动脉硬化闭塞症的临床上表现为下肢凉、麻木、无力、间歇性跛行，严重者可有下肢缺血性静息痛、溃疡、坏疽症状。

3. 病因

流行病学调查显示，吸烟、糖尿病、高脂血症、高血压病、高同型半胱氨酸血症、高凝状态、血液黏度增高及高龄等是下肢动脉硬化性闭塞症的危险因素。其中吸烟和糖尿病的危害最大，两者均可使周围动脉疾病的发生率增高 3～4 倍，合并存在危险性更高。其次是高脂血症，尤其是血低密度脂蛋白胆固醇升高，与全身多部位动脉粥样硬化的发生密切相关。

二、常见误区

误区一： 下肢动脉硬化闭塞症就是"老寒腿"，穿暖和点就行了。

有些人认为，下肢动脉硬化闭塞症就是"老寒腿"，挺常见的，

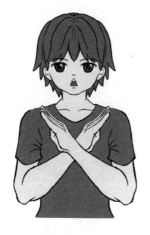

穿暖和点，或者在小诊所抓点药，开点止痛片，贴个膏药就没事了。但从下肢动脉硬化闭塞症的症状发展可看出，这个疾病具有相当的危险性，如不及时去正规医院诊治，将严重影响其生活质量。目前，下肢动脉硬化闭塞症患者要尽可能戒烟，注意防寒防潮、患肢保暖、适度锻炼等。

误区二：患有下肢动脉硬化闭塞症的患者不能摄取胆固醇。

胆固醇虽然是构成动脉脂肪斑块的主要成分，但它还有许多重要的生理功能，是大脑、神经组织等重要脏器成长发育必不可少的物质，更是破坏肿瘤细胞和其他有毒、有害物质的"元勋"。因此，非高血压、高血脂、高胆固醇血症患者没必要严格限制。关键在于建立科学的饮食结构，多活动。豆固醇、谷固醇、食品纤维和姜可减少胆固醇的吸收，牛奶可抑制体内胆固醇的合成，大豆、洋葱、大蒜可增加胆固醇的排泄。

三、家庭简易救治与急救处理

1. 如何判断

下肢血管堵塞的三大征兆是走路腿疼，脉搏减弱、血压低，下肢不对称水肿。自我判断时可以触摸足部动脉搏动，类似于人的手腕有脉搏，人的脚背部也可以摸到脉搏的跳动，脉搏的位置位于脚背正中间的定点。如果已经出现轻度下肢动脉堵塞的人，正常情况下可以摸到脉搏，说明血液可以流到足背部，而行走一段时间后脉搏就会消失,说明血管有轻度堵塞。

同时,下肢血管闭塞会出现一系列远端肢体缺血的症状,主要分为以下几个阶段:

(1)间歇性跛行期:也就是走一段路后腿就会疼。如原来能走 300 米,现在走 200 米腿就要疼了。跛行距离越短,提示缺血情况越严重。

(2)静息痛期:患者缺血达到濒危状态,疼痛明显,在夜间尤其明显,经常是夜不能寐、抚足而卧。

(3)坏疽期:也就是组织坏死、缺血,最严重的阶段肢体可继发溃疡、坏疽,有可能需要截肢。

2.如何自救

血管一旦堵塞就很难疏通,大多情况需要通过手术、药物来治疗,而且往往效果不理想。而且,血管堵塞初期是没有任何症状的,人们很难觉察;一旦出现症状,说明已经很严重了。

(1)保持心情平稳,调节心理压力:情绪过于激动会引发血管收缩,进而使得血液流速受到影响,使得血液黏度提升。所以要保持情绪稳定,同时要积极锻炼身体,有助于促进血液循环,降低血液黏度。

(2)科学用药:血黏度高的患者最好是在医生的指导下选择药物进行治疗,不要擅自服用药物,以免药不对症,适得其反。

3.如何预防

该病的预防主要在于严格控制动脉粥样硬化的危险因素,如严格监测和控制血压、血糖、血脂,并戒烟,可延缓动脉粥样硬化的进程,降低下肢动脉硬化性闭塞症的发生率,预防心脑血管不良事件的发生。

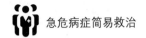

（1）对存在上述一个或数个危险因素的患者应加强监测，及时发现和诊治可能存在的动脉狭窄、闭塞性病变。

（2）对于已发生下肢动脉硬化性闭塞症的患者，应早期加强锻炼、严格用药，并加强足部护理，避免皮肤破损及外伤等，以防病情加重。

（3）对于已行手术或治疗的患者，上述预防措施仍需坚持应用，以预防手术部位血管再狭窄及身体其他部位的动脉发生病变。

四、百姓问与答

Q1：老年人患上、下肢动脉硬化闭塞症，饮食上需要注意什么？

A：宜低胆固醇饮食，如食用含胆固醇低的植物油、蛋类、鱼类、瘦肉等。豆芽（并不是快速生长的又肥又胖的用化肥或除草剂生长出来的豆芽）、大蒜、瓜果等都有降低胆固醇的作用，可以多食用一些，能有效防止动脉硬化闭塞症的发生。另外，香菇、木耳等食用菌有降血脂的作用，亦可酌量食用。动物性脂肪，如猪脑和骨髓，乌贼、螺、甲鱼等，含胆固醇较高，应不食或少食。中年体胖者还要适当节制饮食，少吃油炸、油腻和过甜的食物，少饮过甜的饮料。

Q2：下肢动脉硬化闭塞症要手术吗？

A：下肢动脉硬化闭塞症是全身病变的局部表现，应综合治疗，包括消除危险因素、加强运动、药物治疗、血管腔内治疗、手术治疗等。病情较轻的患者可选药物治疗；症状较重的间歇性跛行或严重下肢缺血患者应以手术或者血管腔内治疗为主。

21

啊！我被"电"到了

2022 年 11 月 10 日，一男子攀爬高压箱变压器捡篮球时不幸触电而亡。

2022 年 9 月 20 日，33 岁的孙某（化名）在工作中不慎触电，致双侧肩胛骨骨折。

2022 年 8 月 10 日，山东省一名工人在工作时不慎被 380 伏高压电击伤，致右手中指皮肤灼伤，左手、左腕尺侧及左肘多处皮肤灼伤。

2022 年 7 月 3 日，湖南一名网络维修工人在作业时不幸遭遇电击，全身多处烧伤，伤势严重。

2022 年 5 月 22 日，湖南省长沙市一 50 岁男子甩鱼竿触到高压线被电击伤，右手、右臂烧伤晕倒在地。

2022 年 5 月 14 日，浙江台州温岭市横峰镇，一名男孩攀爬街头一个变压器时不幸触电，一只手被严重烧伤。

电击伤是指电流通过人体以后所引起的损伤，通常包括日常的触电事故以及雷雨闪电时候的电击。据统计，我国每年因触电造成死亡人数超过 8 000 人。那么，电击伤是什么？发生电击伤之后该怎么做，让我们一起来了解一下吧！

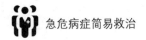

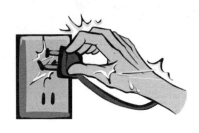

知识园地

1. 什么是电击伤

电击伤俗称触电，是指人体意外接触电源后，电流进入人体，造成机体组织损伤和功能障碍，临床上除表现为电击部位的局部损伤，还可引起全身性的损伤，主要是心血管和神经系统的损伤，严重者可导致呼吸、心搏骤停。

2. 临床表现

（1）全身表现：电击伤的程度不同，临床表现也不相同。

● 轻型：触电后，因肌肉强烈收缩，人体有可能很快被弹离电流。患者表现为惊慌、四肢软弱、面色苍白、头晕、心动过速、表情呆滞、呼吸急促。皮肤灼伤处疼痛，可发生期前收缩。

● 重型：患者神志不清，呼吸不规则、增快变浅，心率加快、心律不齐，或伴有抽搐、休克。有些患者可能转入"假死"状态，表现为心跳、呼吸极其微弱或暂停，心电图可呈心室颤动。

● 危重型：患者昏迷，呼吸、心搏停止，瞳孔散大。

（2）局部症状：电击伤的部位不同，临床表现也不相同。

● 低压电灼伤：创口小，有焦黄灰白色创面。

● 高压电灼伤：面积不大，但可深达肌肉、骨骼、血管、神经，一处进口，多处出口，肌肉呈夹心性坏死，组织继发性坏死、出血，截肢率高。

● 口腔电击伤：可在损伤后 5 天或更长时间后发生口腔出血。

● 器官损伤：根据部位不同，电击伤会对心、肺、肝等组织造成损伤。闪电造成的损伤还可导致皮肤上出现微红的树枝状条纹、鼓膜破裂、视力障碍等。

● 关节损伤：电击时因肌肉剧烈收缩的机械暴力，可导致关节脱位和骨折。

● 压迫性损伤：肌肉组织水肿坏死压迫神经血管，引起脉搏减弱、肢体疼痛、感觉消失等症状。

3.原因

（1）电击伤通常发生在工作或生活中，常因违反安全用电操作规范或误操作而造成。

（2）雷雨天气、地震、火灾、电线老化、电器漏电等也会造成意外电击伤。

（3）各种家用电器的使用给人们的生活带来便利，同时也增加了一定的安全隐患。若使用方法不当或电器本身质量存在问题，导致电击伤的概率也较高。

二、常见误区

误区一：触电后身体皮肤无明显灼伤，不用去医院就医。

很多人觉得，触电后如果身体皮肤没有明显的灼伤，不用再浪费时间特地去医院跑一趟。其实并不然，人体意外接触电源后，电流进入人体，对身体损伤最大的就是心血管和神经系统。有的人只是皮肤表面没有表现出症状，但心脏或神经系统已受到损伤。因此，临床医生还是建议触电后到医院进行相关检查。

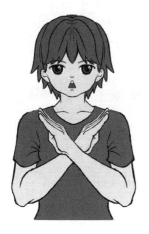

误区二：触电后，人是被电"吸"住了。

生活中常听人们有这种说法：触电时人被电吸住了，抽不开。真的是人被电"吸"住了吗？实际上这个说法是错误的。手触电时，由于电流的刺激，手会由痉挛到麻痹。如果是掌心或手指及同侧部位触电，刚触电时手因条件反射而弯曲，而弯曲的方向恰使手不自觉地握住了导线。这样，延长了触电时间，手快速发生痉挛以致麻痹。这时即使想松开手指、抽回手臂，已不可能，形似被"吸住"了。

三、家庭简易救治与急救处理

1. 如何判断

当人体接触电流时，轻者立刻出现惊慌、呆滞、面色苍白，接触部位肌肉收缩，且有头晕、心动过速和全身乏力。重者出现昏迷、持续抽搐、心室颤动、心跳和呼吸停止。有些严重电击患者当时症状虽不重，但在1小时后可突然恶化；有些患者触电后，心跳和呼吸极其微弱，甚至暂时停止，处于"假死状态"。

2. 如何自救

触电后必须保持镇静，在触电后的几秒钟内人的意识并未完全丧失，可用另一只手抓住电线绝缘处，把电线拉出，摆脱触电状态。

如果触电时电线或电器固定在墙上，可用脚猛蹬墙壁，同时身体往后倒，借助身体重量甩开电源。

如果旁边有救助者，告知救援人不能用手拉自己，否则会再次造成人员的损伤，导致救助者自身的安全同样受到电击的威胁。

如果旁边无救援人员，意识清醒者可以高喊发出呼救信号。

3. 如何预防

定期在专业人士的帮助下对电器和线路进行检查和检修。雷雨天气尽量避免外出，不应进行游泳或其他水上运动。在路上行走时，远离路灯、电线杆，避免在树下避雨。

（1）掌握基本的用电知识，了解触电现场急救方法，用电时规范操作。

（2）定期对线路和电器进行检查和维修。

（3）避免带电操作，救火时先切断电源。

（4）雷雨时切忌在田野中行走或在大树下躲雨。

四、百姓问与答

Q1：人体触电时，哪一种电流通路是最危险的？

A：最危险的路径是电流通过心脏，左手触摸带电体、右手触地是电流最快通过心脏的路线，可致死。

（1）人体触电的一个必须条件是人体成为电流回路中的一部分。人体成为电流回路中的一部分，人体直接与电源接触的触电形式（以220 V交流电为例），这种触电形式分为单极接触和双极接触。

（2）人体成为电流回路的第二种形式，即人体没有直接接触电源的触电方式（高压），一种是跨步电压，另外一种是电弧触电。

Q2：电击伤后遗症多久会出现？

A：电击伤后遗症一般在1～2周后可能会出现，根据个人体质而定。由于每个人的体质不同,电击的严重程度不一样,所以后遗症出现的时间也会有所差别。如果电击伤轻微,症状出现的时间可能延后,电击伤以后容易产生神经系统障碍或者是意识障碍。电击伤后要注意随时观察身体的变化,定期到医院复查。

22

溺水只能空等吗

2022年7月13日,河南省驻马店市人民公园6名学生溺水身亡。

2022年7月7日,甘肃省甘南州合作市7名儿童溺水,5人经抢救已无生命体征,1人在医院接受治疗,另1人失联。

2022年6月24日,四川德阳市中江县1名男孩溺水,2人施救,最终3人均不幸身亡。

2022年5月29日,湖北省江陵县实验中学5名七年级学生到长江水域铁牛矶段游泳,误入深水区被急流冲走,下落不明。

......

据国家卫健委和公安部不完全统计,我国每年有5.7万人死于溺水,相当于每天会有150人死于溺水,而且发生惨剧的时间一般都在暑假,大都为18岁以下的小学生和中学生,少年儿童溺水死亡人数占溺水总人数的56%。溺水已成为中小学生非正常死亡的"第一杀手"。

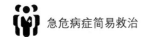

一、知识园地

1. 什么是溺水

溺水又称淹溺,是人淹没于水或其他液体介质中并受到伤害的状况。淹溺发生后患者未丧失生命者称为近乎淹溺。人淹溺后窒息合并心脏停搏称为溺死,如心脏未停搏则称近乎溺死。

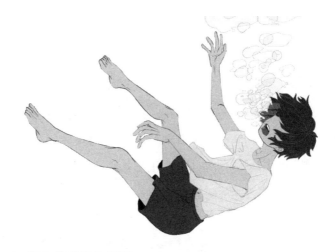

2. 溺水的表现和后果

水充满呼吸道和肺泡引起缺氧窒息,吸收到血液循环的水引起血液渗透压改变、电解质紊乱和组织损害,最后造成呼吸停止和心脏停搏而死亡。淹溺的后果可以分为非病态、病态和死亡,其过程是连续的。

3. 常见发生区域

溺水常常发生于以下几个地方:水库、塘堰、水坑、沟渠、河流、湖泊、户外不明水域等。

二、常见误区

误区一：没有呼救所以肯定没有发生溺水。

当一个人发生溺水时，溺水者的嘴可能会没入水中再浮出水面，没有时间呼救。因此，当怀疑有人落水即使没有呼叫，也应及时观察情况，尽早识别是否溺水，以免耽误最佳抢救时间。

误区二：出现溺水后，只须把人救上岸就行。

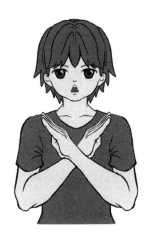

一般溺水停止呼吸4～6分钟后，就会出现脑死亡。从临床经验来看，如果在5分钟内对溺水者进行及时有效的救治，溺水者生还的比例高达50%以上。6分钟后，死亡率则直线上升。溺水10分钟以上，脑死亡率达到100%，即使抢救过来也是植物人状态。4～6分钟的黄金抢救时间也并非绝对，在气温较低的冷水中，溺水1小时内都应该积极抢救。因此，当发现溺水情况时，不仅要将人救上岸，更要根据情况实施积极的抢救措施。

三、家庭简易救治与急救处理

1.如何判断

（1）溺水儿童手臂可能前伸，但无法划水向救援者移动。

（2）溺水者在水中是直立的，挣扎20～60秒后下沉。

（3）溺水者眼神呆滞,无法专注或闭上眼睛。

（4）溺水儿童的头可能前倾,头在水中,嘴巴在水面。

（5）看起来不像溺水,只是在发呆,但如果对询问没有反应,就需要立即施以援手。

（6）小孩子戏水会发出很多声音,一旦安静无声就要警醒。

2.如何救援

（1）保持呼吸道通畅,立即清除口鼻淤泥、杂草、呕吐物,将舌头拉出,松解衣领。

（2）呼吸心搏骤停者,立即行心肺复苏。

（3）建立有效的静脉通道,防止肺水肿、纠正代谢性酸中毒等。

（4）脱去浸湿的衣物,注意保暖。

（5）复苏后禁食,必要时胃肠减压,胃肠功能恢复后方可进食。

（6）加强心理护理,缓解其紧张、恐惧等情绪。

3.如何预防

（1）避免去近几年有人挖（采）沙的河道游泳。

（2）避免去水库主干渠游泳。

（3）避免在危险地段推拉玩闹、清洗衣物、打捞物品等。

（4）避免雨中、雨后在河道、湖塘、井池边行走,避免雨中单独过桥（渠道、堤坝等）。

（5）避免去不熟悉的水域游泳。

（6）避免在恶劣气候条件下游泳,如正午暴晒期间、高温季节、天气多变时刻等。

（7）避免到深水区、冷水区游泳。

（8）避免到污染严重、水质差的水域游泳。

游泳时应注意:下水前一定要做热身运动,否则游泳时用力不当,可造成肌肉韧带拉伤。做完热身运动后,要先往身上淋一些游泳池的水,使机体适应后再下水,否则容易抽筋。游泳的时间不要太长,最好在 2 小时以内。每次游完泳,要先用清水清洗眼睛,如耳道内有水一定要清理干净,然后洗个淋浴,减少患感染性疾病的概率(如结膜炎、中耳炎、皮炎等)。空腹和饱腹时不要游泳,空腹游泳容易使人虚脱,饱腹游泳可产生消化不良症状。

四、百姓问与答

Q1：在发现溺水者时,非专业人员应该怎么进行救援呢?

A：在发现溺水者时,如果不具备救援能力或者非专业人员可采取以下几种方法。

(1) 立即拨打 119、110 报警电话,呼叫专业人员救援,同时拨打 120 急救电话请求医疗救援。

(2) 向周围大声呼救,寻求有专业能力的人救援。

(3) 将身边的竹竿伸递给溺水者,在保证自己安全的前提下拉回溺水者,在身边没有竹竿的情况下也可就地取材,如伸递衣物、木板等。

(4) 将救生圈、气球、书包、饮料瓶等漂浮物抛出,或者将绳索的一端固定好,另一端绕好后从下面向前抛给溺水者,等待救援。

不支持非专业救生人员下水救援;不支持多人手拉手下水救援;不支持跳水救人或将头扎进水中。

Q2：怎样才能在做到在安全救起溺水者的同时,做好自身防护呢?

A：在救溺水的人的时候,应该同时做好自身的安全防护,有

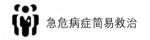

以下几个注意事项：

（1）充分利用运输工具，如救生艇或其他漂浮装置，或利用技术手段救起溺水者。

（2）从背后接近溺水者，固定其颈部，防止被环抱。

（3）若发生被溺水者环抱，可选择先自沉或立刻松手游开，等溺水者松手后再从后拖游，以保住施救者的安全。

（4）顺应水流斜向岸边靠近，以保存体力。

Q3：中小学生作为溺水的高危人群，在游泳时应该注意些什么呢？

A：中小学生在平常或者暑假时最好不要单独游泳，要和大人同行，不要到无救生人员的水域游泳，不要到海、江等不熟悉的水域游泳。游泳前先要了解水下情况，在下水前应先做准备活动适应水温而不是马上下水。

Q4：发生水灾或溺水后，除了等待救援，溺水者自己能做些什么呢？

A：如果发生水灾或溺水情况，首先应该保持头脑清醒并尽快撤离到高坡或山地上，寻找可用于救生的漂浮物作为救生器材。在水中漂浮时所有的动作保持自动性和松散性，尽可能保存体力。落水后，应保持衣服的完整性并减少活动，可有效预防低体温的发生。如果是多人落水，大家应尽可能靠拢，有利于相互鼓励，也易于被救援人员发现。

23

哎呀，被烫了

　　2022 年 7 月 30 日晚上 9 时许，沧州青县 1 岁男童康康正在妈妈的带领下和 7 岁的哥哥、4 岁的姐姐一起洗澡。中途妈妈去另一个房间拿毛巾时，太阳能热水器的阀门突然炸裂，热水直接喷到康康身上。哥哥和姐姐本能跑开，逃过一劫。听到撕心裂肺的哭声，妈妈飞快跑过来看到康康趴在滚烫的水里，艰难地在地上爬，边爬边哭。家人迅速将康康送到医院治疗。经诊断，康康全身近 50% 面积被烫伤，大多是 Ⅲ 度烫伤。烫伤部位主要集中在躯干、会阴、臀、四肢等部位，并伴随大面积感染、烧伤脓毒症、烧伤休克。因伤势严重，虽经过救治，但是康康仍然高烧不退，神志不清，面临生命危险。因病情严重，康康从沧州跨越 1 000 多公里被转运到武汉市第三医院烧伤科治疗。

　　中国每年约有 2 600 万人发生不同程度的烧烫伤，其中儿童占 30% 以上。烫伤事件的发生，不仅会给伤者造成身体和心灵的损害，也会给整个家庭带来经济和心灵上的伤害。不仅儿童容易发生烫伤事件，成年人也不例外。

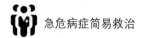

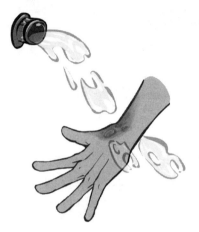

1. 什么是烫伤

烫伤一般是指在短时间内暴露在高温液体中,或较长时间"浸没"在温度较高的液体中所导致的组织损伤。烫伤是一种随时都可能发生的意外事件,目前已经成为全球性的公共卫生问题。

2. 症状表现

烫伤发生时一般伴有疼痛、发红、水疱等表现,其中低温烫伤面积小,初期组织损伤比较浅,在真皮与表皮之间因液体外渗而形成水疱,其水疱特点是颜色较深,疱液多带有血性,创面基底部苍白,随着热能继续蓄积就会进一步损伤真皮深层甚至皮下组织,从而导致Ⅲ度烫伤,但是已形成的水疱依然存在。低温烫伤常见于下肢,尤以小腿、足部多发。

3. 发生机制

热力对皮肤、皮下组织的损伤程度,主要取决于温度和热作用时间。对人体皮肤而言,理论上的最低烫伤温度为44 ℃,随着作用温度的升高,损伤逐步加重。发生低温烫伤时热源温度虽然不是很高,但接触时间一般较长,热能由表层向深部组织传导,而使损伤逐渐加重、加深。有资料显示,44 ℃的热源持续接触皮肤6小时可引起表皮基底层细胞的不可逆性变化。49 ℃热源持续接触皮肤 3 分钟后可致表皮损害,超过 9 分钟表皮将坏死。

二、常见误区

误区一:只有接触了高温的东西才会发生烫伤。

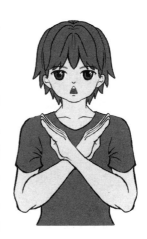

烫伤不止有高温烫伤,还有低温烫伤。低温烫伤是指身体某一部分长时间接触中等温度(一般指 44～50 ℃)的热源,造成从真皮浅层向真皮深层及皮下各层组织的渐进性损害。低温烫伤常发生于寒冷的冬季,由于各种取暖设备使用不当所引起。这种烫伤与开水引起的烫伤及明火引起的烧伤有所不同,表面看起来可能烫伤面积不大、程度不严重,但由于接触时间较长、发现较晚,创面通常比较深,因此千万不能忽视。

误区二:烫伤后可以先用清凉油、牙膏等物品进行紧急处理。

当发生烫伤事件时一定要记住,切忌使用所谓"偏方草药"外敷伤口,这不仅不能保护创面,还可能会加重感染,更不能用清凉油、酱油、牙膏等涂抹创面,这些物品不仅会加重感染,自身颜色也会使创面着色,影响医生对伤势的判断。

三、家庭简易救治与急救处理

1.如何鉴别

根据损伤深度结合创面颜色、水疱、疼痛这三个方面进行判断

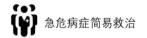

分为Ⅰ～Ⅲ度：

● Ⅰ度：伤及皮肤颗粒层。创面发红，无水疱，有肿胀和疼痛。这类损伤的部位是表皮层，经过正确处理后不会留下瘢痕。

● 浅Ⅱ度：伤及真皮浅层，保留部分生发层。创面颜色红润，有明显的水疱，疼痛剧烈。主要伤及表皮和真皮浅层，会形成明显的水疱。

● 深Ⅱ度：伤及真皮深层，残留部分网状层。创面白中透红，水疱较小，感觉迟钝，渗液较少，肿胀明显。这类烫伤伤及真皮深层，比较严重，一旦被感染，就会变成Ⅲ度烫伤，愈合后也会有明显的瘢痕。

● Ⅲ度：也被称为"焦痂性烧伤"，是非常严重的一种类型。此类烫伤伤及皮肤全层，甚至骨骼、肌肉。创面可呈苍白、棕褐色或焦黑色，局部变硬、干燥，无水疱，由于皮肤的神经此时受到破坏，失去了疼痛感，会让伤者误以为伤情并不严重。这类烫伤甚至会造成局部畸形，有时汗腺等功能也会受到影响。

2. 如何紧急处理

烫伤会给人带来疼痛和伤害，有些部位烫伤还会造成身体残疾。遇到烫伤时要牢记以下几点：

（1）烫伤后的第一步就是降温，也是最关键的一步处理措施。当遇到意外发生，需要立即用流动的水冲洗创面，因为这样可以将皮肤表面的热量带走。要注意水流不能太急，避免将受损的皮肤创面冲破。降温时间需要持续 20 分钟以上。如果身边没有水，也可用冰箱里的冷冻物品进行贴敷降温。若冷冻物品温度过低，中间要隔一层布，避免冻伤。

（2）当穿着衣服或鞋袜的部位被烫伤，千万不要着急脱掉衣物,也不要强行去除粘着烫伤部位的衣物,以免造成伤口二次损伤。因为一旦皮肤表皮脱落,会非常容易感染,反而延误病情。遇到比较难脱的情况时,可以先将衣服一起冲水降温,再借助剪刀等工具小心除去粘连的衣物。有水疱时,一定注意不要弄破,短时间内的水疱对创面有一定的保护作用。

(3)当烫伤的部位出现创面时,需要用无菌纱布覆盖。因为纱布可以吸收渗液,对于创面也是一种保护。如果手边没有无菌纱布,不能用未消毒的毛巾或衣物替代,否则容易造成创面感染。

(4)如发生Ⅱ、Ⅲ度烫伤后需要及时拨打120急救电话尽快就医,不能自行盲目处理。

3. 如何预防

烫伤预防需要在日常生活中注意细节。有研究指出,幼儿是烫伤最容易发生的群体,儿童打翻热水容器也是造成烫伤的最主要原因。应将热水瓶、热油、热锅等放置在儿童触碰不到的地方,严禁儿童使用明火、打火机等容易引发火灾的用具,家长在给婴幼儿洗澡时切记注意调试水温。

对于低温烫伤的发生也有以下几点需要注意:使用电热毯时,温度不宜过高,不要整夜使用,可提前预热被窝,在入睡前关闭;使用热水袋时可用布袋包裹,减缓导热速度;使用暖宝宝时,要贴于衣物上,不能直接贴于皮肤上取暖,使用时间不宜过长;使用具有热源作用的敷贴、理疗仪器、红外线照灯、中药热敷治疗等,时间不宜过久。

四、百姓问与答

Q1: 烫伤后会不会留瘢痕?有什么后遗症呢?

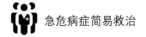

A：关于烫伤事件后是否会出现瘢痕和后遗症，想必也是伤者非常关心的内容。烫伤的预后与烫伤的深度、面积、程度以及是否有并发症息息相关。轻微烫伤者一般预后良好，无后遗症。中重度烫伤同时有并发症者，病死率明显增高，预后也较差，会遗留瘢痕。

Q2：烫伤后饮食需要注意些什么？

A：烫伤患者恢复期内尽量多吃清淡食品，多吃新鲜水果和蔬菜，禁食辛辣刺激食物，在保证合理膳食的前提下均衡营养，以便得到更好的恢复。

24

中暑了,怎么办

2021年5月,一名中年男子在深圳参加半程马拉松比赛时,突发意识障碍、四肢抽动、全身发热,被120救护车紧急送深圳大学总医院救治,其肝、肾、心脏、胰腺等多个器官均存在不同程度损伤,头颅CT提示重度脑水肿。经医生诊断该患者为热射病,且情况危急!

2022年夏天,我国多地气温超过40℃,河南、浙江、陕西、四川、武汉等多地出现因高温导致的热射病患者。从行业来看,热射病患者主要集中在农民工、外卖员等长期暴露于室外的体力劳动者。另外,老人和小孩的体温调节能力减弱,也是热射病的易发人群。

2015年的一项研究显示,我国每年约0.64%的死亡可归因于高温。每年死亡人数从2008年的935万逐渐增长到2019年的998万,以约0.64%计算,每年约60 000到64 000人死于高温。

高温天,"热死了"不再是一句玩笑话。那么,中暑就是热射病吗?从严格意义上来讲,并不完全是。那热射病又是什么病?如何判断自己是否得了热射病?严重程度怎么样?让我们一起来学习一下吧!

一、知识园地

1. 什么是中暑

中暑是一种在高温环境下引起的,以体温调节中枢功能障碍,汗腺功能衰竭和水、电解质丢失过多为特点的疾病。中暑可导致患者的体温调节中枢功能衰竭、意识丧失、循环和呼吸衰竭,甚至死亡。

2. 中暑的分类

根据病情严重程度,分为三种类型:先兆中暑、轻症中暑和重症中暑。而根据发病机制和临床表现不同,重症中暑又可分为热痉挛、热衰竭和热(日)射病(包括劳力性热射病和非劳力性热射病)三种类型。这几种类型,可以在同一患者身上先后发生或同时发生,常常难以区分。其中以热射病的病情最为严重。

3. 热射病的临床表现

(1) 劳力性热射病:多见于健康年轻人(如参加体育运动者、训练的官兵),表现为长时间暴露于高温、高湿、无风的环境中,进行高强度训练或重体力劳动一段时间后,出现发热、头痛或忽然晕倒、神志不清等。继而体温迅速升高,达 40 ℃以上,出现谵妄、嗜睡和昏迷。患者可伴有横纹肌溶解、急性肾衰竭、急性肝损害、弥散性血管内凝血(DIC)等多脏器衰竭表现,病情恶化快,病死率极高。

(2) 非劳力性热射病:常发生于年老、体弱(小孩)和慢性疾病人群,一般发病较慢。刚开始症状不容易发现,1～2 天后症状加重,出现神志模糊、谵妄、昏迷等。患者体温高可达 40～42 ℃度,直肠温度最高可达 46 ℃,可有心力衰竭、肾衰竭等表现。

4.病因

(1)机体自身热量产生增加:在高温、高湿、不透风或强热辐射下,长时间从事剧烈活动,机体热量产生增加。常见于强体力劳动、运动或者进行军事训练的人群。一些疾病状态,比如发热、寒战或者惊厥等情况,也会导致产热使体温上升。

(2)周围环境温度上升:一些易感人群,比如年老体弱多病(精神分裂症、帕金森病、慢性酒精中毒)的人群,体温调节功能障碍,不能对自身体温进行良好的调节,身体从环境当中获得热量增多。

(3)散热障碍。

● 出汗减少:汗腺损伤或者缺乏,比如皮肤烧伤后的瘢痕部位、汗腺缺乏症等。

● 中枢神经系统或者心血管功能下降,如饮酒者、老年人、心功能不全等。

● 服用影响出汗的药物,如抗胆碱能药和抗组胺药等。

● 其他因素:肥胖、衣物不透气等。

二、常见误区

误区一:天热才会中暑。

坐月子怕风,或者感冒发热用被子捂汗等,都会影响机体散热,导致体内热量短时间急剧增加,诱发中暑。

误区二:中暑了睡一觉就会好。

中暑的时候要积极进行物理降温,而不是睡觉。因为睡觉并

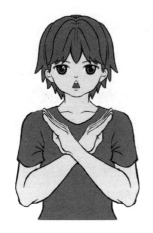

不会缓解体温过高,也不能够起到物理降温的作用。此时最重要的是迅速脱离外界温度过高的湿热环境,然后在阴凉、干燥、通风的房间内进行救治。例如,除去身上潮湿的衣物、适当饮用一定量的冰镇饮品(如温清水、矿泉水、运动型功能饮料或者果汁等)。一旦患者出现严重昏迷,必须迅速送医院救治。

误区三: 一次性大量饮水就能解暑。

单纯大量饮水会导致机体出现稀释性低钠血症,严重者可导致脑水肿昏迷。要少量多次饮水,推荐服用补液盐,或者淡盐水、运动饮料等。

三、家庭简易救治与急救处理

1. 如何判断

中暑的判断,主要靠病史和症状来分析。简单来说,在高温环境中进行重体力劳动或剧烈运动后,甚至过程中出现相应的临床症状都可以诊断。而症状、体征主要表现为中枢神经系统症状以及中枢体温调节中枢失调症状,而中枢神经系统症状通常表现为头晕、头痛、恶心、呕吐、精神注意力不集中或者手脚不协调等。如果是重度中暑,还会出现昏迷、抽搐、休克等症状。

2. 如何预防

(1)保持凉爽:选择轻便、浅色、宽松的衣服,室内保持凉爽,尽可能待在有空调的地方。天气炎热时,尽量将户外活动安排在较为凉爽的早上或者晚上。或者活动一段时间后在阴凉的地方休息。调整户外运动的强度,在热天建议减少锻炼。

(2)合理饮食,保持身体的水分。

● 多喝水:及时喝水,补充水分。

● 补充盐和矿物质:大量出汗会流失盐和矿物质,运动饮料可以帮助补充汗水中流失的盐和矿物质。高温天气,饮食要清淡,不适合吃高热量、油腻、辛辣的食物,可以准备一些防暑降温的食物(如绿豆汤等)。

(3)随时关注天气、易感人群情况。

● 查看最新天气消息:了解极端高温警报和安全提示。

● 关注同伴:在高温环境下工作时,互相监控同伴的状况,一旦出现先兆中暑症状,应及时处理。

● 监测高危人群:对于婴幼儿及年龄≥65岁、超重、在工作或运动中过度运动、身体患有疾病(特别是心脏病或高血压)或服用某些药物的人群,在高温天气中应给予更多关注,避免发生中暑。

3. 热射病患者现场治疗的重点

(1)快速、有效、持续降温。

(2)迅速补液扩容。

(3)有效控制躁动和抽搐。

四、百姓问与答

Q1:中暑了要去医院就诊吗?

A:轻度中暑通过降温处理即可;如果症状加重,出现体温升高、痉挛或意识改变,建议及时到医院就诊。如果出现重症中暑,

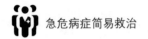

也就是发生意识改变、全身痉挛、休克，甚至体温持续超过 40 ℃，必须以最快的速度送往就近的医院（或者拨打 120 急救电话）完善相关检查，给予对症治疗。

Q2：中暑会留下后遗症吗？

A：中暑患者是否会留下一些后遗症，主要取决于患者中暑的严重程度。若只是轻微中暑，及时做好降温补液，很快就可以缓解症状，并不会出现任何后遗症。如果中暑症状比较严重或者存在治疗不及时等情况则有可能留下后遗症。中暑比较严重的患者会出现脑水肿、颅内高压等情况，可能损伤脑神经，造成头疼、头晕等后遗症，也可导致全身肌肉痉挛、抽搐等而留下肌肉瘫痪、无力等后遗症。有的严重中暑者可能会导致偏瘫或是肢体活动障碍等后遗症。

第二篇

急救技巧

25

小学生也能掌握的徒手救命技巧

　　国家心血管中心 2019 年的统计数据显示，我国每年心源性猝死者多达 55 万人，平均每天就有 1 500 人死于心搏骤停，已成为我国院前死亡最常见的原因。70％～80％的心搏骤停发生在家庭、工作单位、路途中、体育场馆、社区等医院以外的场所，而这些患者中有 80％在医务人员抵达现场前死亡。我们经常会在新闻报道中看到这些因未得到及时施救，而造成死亡的悲剧故事。

　　据统计，我国院外发生心源性猝死的第一目击者实施心肺复苏率仅为 4.48％，心搏骤停急救成功率尚不到 1％。决定院外心搏骤停患者生存与否最重要的因素有：早期识别、早期启动急救系统以及第一目击者早期实施基础生命支持。心肺复苏是抢救生命最基本的技术，心搏骤停后的几分钟是患者抢救的黄金时间，及时有效的心肺复苏使得患者急救后生存概率显著提高。猝死 4 分钟内给予现场心肺复苏术，约一半患者能被救活；4～6 分钟内实施心肺复苏，约 10％的患者能被救活；6～10 分钟内实施心肺复苏，约 4％的患者能被救活；而 10 分钟以上存活可能性很小，因此，有急救"黄金 4 分钟"的说法。即使是小学生，经过一定的培训也能掌握这项徒手救命的技巧，那就让我们一起来学习一下吧！

一、知识园地

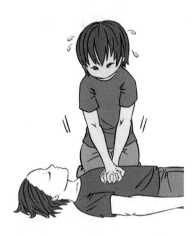

心肺复苏的定义

心肺复苏（cardio pulmonary resuscitation，CPR）是指针对因心脏疾病、颅脑外伤、过敏反应、药物中毒、气道异物、溺水、电击、自缢等种种原因引发心搏骤停和呼吸停止问题，采取合并胸外按压与人工呼吸以达到急救目的一种技术。

二、常见误区

误区一：胸外心脏按压速度越快越有效。

在施救时切忌不可片面强调速度快，胸外心脏按压的速度应维持在 $100\sim120$ 次/分。按压过快、动作不到位往往造成按压幅度不够，同时无法使胸腔恢复原有状态，造成胸腔内压力不足，对心脏未形成足够刺激，影响抢救效果。

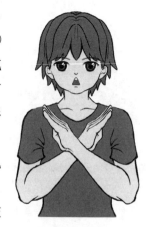

误区二：人工呼吸送气量要大，吹气速度要快。

进行口对口人工呼吸，吹气量一般控

制在 500～600 mL,观察到患者胸廓有明显起伏即可,吹气时间应维持1秒钟以上。吹气量过大,可能导致胃部食物反流而阻塞气道,也可能使膈肌抬高限制肺部运动,这些都会影响呼吸循环的建立。吹气速度过快,肺部无法充分收缩、扩张,难以帮助被救者恢复自主呼吸;同时过快的吹气速度还可能导致肺功能紊乱,后果或许更加严重。

三、家庭简易救治与急救处理

1. 实施心肺复苏前的准备工作

实施心肺复苏前一定要进行准确判断,包括对周围环境的评估和患者情况的判断,同时做好呼救,再实施急救措施。

(1)评估周围环境:确保施救现场周围环境安全,做好个人防护措施,避免将自身和被救者置于危险境地。例如,在地震、车祸等现场进行施救,应将被救者转移到相对安全的空旷地带再开展救助,避免余震、二次灾害造成施救者和伤病员遭受损伤。这是非常重要的一个步骤,切不可忽略。

(2)快速准确判断意识、心跳和呼吸:首先,可用双手轻拍患者双肩,俯身在其两侧耳边高声呼唤。若对方无反应,可判断为无意识。然后,快速准确判断患者的心跳与呼吸,用示指和中指触摸颈动脉(搏动触点在环状软骨旁胸锁乳突肌沟内)以感觉有无搏动,同时观察患者的胸廓起伏和颜面部情况,感受患者口鼻部是否有气体溢出;判断时间应为5～10秒,如10秒内仍不能确定有无脉搏,应立即呼救并实施心肺复苏。

(3)呼救:呼叫周围人员帮忙拨打120急救电话,有条件的可

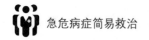

就近拿取自动体外除颤仪。在呼救时要尽可能指定到人,避免出现无人响应或有人重复做同一件事情。此外,胸外按压需耗费大量体力,无法一个人连续不间断实施高效的胸外按压。因此,在呼救时可呼唤周围懂急救的人员共同参与。如果现场只有一位施救者,可打开手机免提功能,边拨打120急救电话边进行心肺复苏。

(4)体位安置:将心搏骤停患者仰面向上平卧于硬板床或地上。如为软床,身下应放一木板以保证按压的有效性,但不要为了找木板而延误抢救时间。解开患者衣领、领带以及拉链,保持身体躯干平直、无扭曲。

2. 心肺复苏的实施步骤

(1)胸外心脏按压

● 胸外按压部位:① 成人以及8岁以上儿童,正确的按压部位是胸骨中、下1/3处。具体定位方法:施救者以左手示指和中指沿肋弓向中间滑移至两侧肋弓交点处,即胸骨下切迹,然后将示指和中指横放在胸骨下切迹的上方,示指上方的胸骨正中部即为按压区,亦可直接定位两乳头连线的中点为按压区。将一手的掌根紧贴放在患者胸骨上,再将另一手掌根重叠放于第一只手的手背上,使手指翘起脱离胸壁,也可采用双手手指交叉抬手指的方法。② 1~8岁的幼儿,可以采用单掌按压法,用一手的掌根部,置于患儿双乳连线的胸骨处,手臂伸直,凭借体重垂直下压。③ 婴儿,按压部位在胸骨上两乳头连线与胸骨正中线交界点下一横指,施救者用中指和无名指按压,不可用力过猛。

● 胸外按压的深度:成人按压深度为5~6 cm;8岁以内的儿

童按压深度为胸廓前后径的 1/3;1 岁以内婴儿按压深度为胸廓前后径的 1/3～1/2。

● 胸外按压的频率：应维持在 100～120 次/分,若以按压呼吸比 30∶2 的方式进行施救,一般 30 次胸外按压在 15～18 秒内完成。

● 施救者的上半身前倾,两肩要位于双手的正上方,双肘关节伸直,双臂伸直,双肩在患者胸骨上方正中,利用上半身的体重和肩、臂部肌肉的力量,垂直向下按压在胸骨中下部,不可偏向一侧或左右摇摆。

● 胸外按压应平稳有规律地进行,用力要均匀,尽量减少胸外按压时中断。每次按压后,要让胸廓充分回弹,以保证回心血量充足。按压放松时,注意定位的手掌根部不要离开胸骨定位点。

(2) 开放气道：最常用的方法是仰头抬颌法,用一手压住前额,另一手中指和示指指尖对齐,将患者下颌向上抬起,让头部充分后仰,至下颌角与耳垂连线与地面垂直,注意避免压迫颈部软组织。若怀疑有颈椎损伤,应使用托颌法。当有呕吐物、痰液、血液等时,应先清理患者的呼吸道并取出假牙,保持气道通畅。

(3) 口对口人工呼吸：一手捏住患者鼻子,施救者大口吸气后,迅速俯身,用嘴包住患者的嘴,将气体吹入,观察患者的胸廓是否因气体灌入而扩张。吹完气后,松开捏着鼻子的手,让患者呼出气体,两次为一组,重建呼吸。胸外按压和呼吸比为 30∶2。

3. 心肺复苏的有效指征

(1) 可触及大动脉搏动(颈动脉、股动脉)。

(2) 上肢收缩压维持在 60 mmHg 以上。

(3) 口唇、面色及四肢末梢循环皮肤逐渐转为红润。

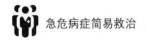

（4）瞳孔由大变小、对光反射存在。

（5）自主呼吸恢复。

（6）意识逐渐恢复。

4. 何时可以终止心肺复苏

（1）患者恢复意识、呼吸和脉搏的情况下，可以终止。

（2）有专业人员或其他人员接替实施急救措施时。

（3）连续抢救 20～30 分钟，经专业医务人员判断患者已死亡时终止。

四、百姓问与答

Q1：我不愿意给陌生人做人工呼吸，能不能只做胸外按压？

A：虽然胸外按压结合人工呼吸的效果更好，但若施救现场仅一名非专业人士，或多名施救者均不愿实施口对口人工呼吸，鼓励施救者可在不实施口对口人工呼吸的情况下仅对患者实施连续不间断的胸外按压。国外的研究表明，徒手实施胸外心脏按压，不用人工呼吸与用人工呼吸心肺复苏的成功率差别不大。尤其是在最初几分钟内，循环的血液里有氧气储存，这些氧气可以提供几分钟内重要生命脏器的血液供应和氧气供应。所以在短时间内仅做胸外按压、不用人工呼吸也可以进行有效的心肺复苏。

Q2：救治溺水的人员，应该先控水还是先心肺复苏？

A：溺水者最初和最重要的治疗是立即给予通气，迅速给予人工呼吸能够提高生存率。因此，在给予心肺复苏时，实施步骤从原来的"胸外心脏按压—开放气道—人工呼吸"调整为"开放气道—

人工呼吸—胸外心脏按压"。大多数溺水者仅呛入少量的水,并不会在气管内形成阻塞;有些溺水者无任何吸入物,呈干溺状态,却出现气道阻塞,这是因为发生喉痉挛或屏气所致。因此,救治溺水人员不需要先控水,还是应该优先给予心肺复苏。

26

"救命神器"AED，你会用了吗

　　据央视新闻报道，2022年7月22日晚8点左右，上海市嘉定某体育馆内，41岁的张先生打完羽毛球后突然晕倒在地，心跳呼吸一度暂停。正在旁边打球的医生发现情况后，立刻对张先生进行心肺复苏，球馆工作人员则拿来自动体外除颤仪（AED），协助医生施救，直至120救护车赶到。经过安亭医院急救，张先生最终脱离危险。

　　近年来，被誉为"救命神器"的AED多次出现在猝死事件的报道当中，因其在生死攸关之际屡显神威，被越来越多的人所熟知。之所以将AED称为神器，最重要的原因就是能够显著提高生存率，如果在心搏骤停的1分钟内使用AED对患者进行电击除颤，救活的概率为90％。研究报告显示，在院外心源性猝死的患者中，只使用心肺复苏进行急救的患者生存率为14％，同时使用心肺复苏和AED除颤的患者生存率能够上升到23.4％。那就让我们一起来了解一下这款"救命神器"吧！

一、知识园地

1. 什么是 AED

AED 是自动体外除颤仪（automated external defibrillator）的英文缩写，是具有对心脏心电节律自动分析并通过语音提示等方式指导施救者完成体外电击除颤的抢救仪器。

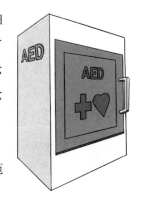

2. 哪些情况下需要使用 AED

各种原因引起的心跳、呼吸骤停，应实施心肺复苏进行急救的患者都需要使用 AED。

AED 是针对以下两种患者设计的：① 心室颤动（或心室扑动）；② 无脉性、室性心动过速。这两种心律失常会迅速导致脑部损伤和死亡。

仅实施心肺复苏无法将心室颤动转复为心脏正常节律，电除颤才是转复心脏节律、治疗心室颤动的唯一手段。在第一时间对心搏骤停者实施高质量的心肺复苏和使用 AED 快速除颤是决定患者生存的关键。

3. 哪些地方可以找到 AED

《健康中国行动（2019—2030 年）》第一条提出，完善公共场所急救设施设备配备标准，在人员密集场所配备急救药品、器材和设施，配备 AED。

因此，在学校、机场、火车站、高铁站、汽车站、地铁站、医疗机构、体育场馆、大型超市、百货商场、影剧院、游乐场等人口密集、流

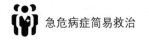

动量大的场所都能找到 AED。

国家卫健委办公厅印发的《公共场所自动体外除颤器配置指南(试行)》中明确规定 AED 安装时应使用统一标识,标识由心形内加电击符号图案、AED 和自动体外除颤器字样组成。此外还提到,AED 应安装在位置显眼、易于发现、方便取用的固定位置,距地面不高于 1.2 米,周边应统一张贴操作说明、注意事项等内容,结合地方实际和铺设地点情况配备多语种说明,方便公众寻找取用。

4. 使用 AED 的正确步骤

AED 的使用步骤可以简单概括为:听它说,跟它做。

第一步:开机。

打开盖子,取出配件,打开 AED 开关,根据语音提示进行操作。

第二步:贴电极板。

解开上衣,暴露胸前区,在患者胸部适当的位置上,紧密地贴上电极板。通常而言,两块电极板分别贴在右胸上部和左胸左乳头外侧,具体位置可以参考 AED 机壳上的图样和电极板上的图片说明。也有使用一体化电极板的 AED。若被救者毛发旺盛,可用配件内的剃刀去除胸前区毛发后再贴上电极板。

第三步:插导线。

将电极板的导线插入 AED 主机,主机会自动进行分析。

第四步:自动分析。

在主机分析过程中,切不可接触患者,即使是轻微的触动都有可能影响 AED 的分析。分析完毕后,AED 将会发出是否进行除颤的建议。当主机分析到可以电击的情况,会自动充电。

第五步：电击。

充电完成后，语音会提示按"电击"按钮，完成电击。此过程同样不可以触碰患者，同时要告诫身边任何人不得接触靠近患者。全自动的机型只要求施救者替患者贴上电极板后，即可自己判断并产生电击。

第六步：心肺复苏。

电击完成后，应立刻开始心肺复苏。AED 还会通过语音提示施救者按压频率和深度是否正确。若 AED 主机没有发出"停止按压"的语音提示，则需保持按压不中断。

第七步：再分析。

AED 主机每 2 分钟进行一次再分析，即实施 5 个周期心肺复苏的时间。如有必要会再次提示电击。

第八步：持续进行施救，直至专业急救人员抵达。

二、常见误区

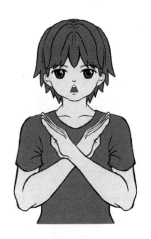

误区一：AED 就是除颤仪，只有专业人员才能使用。

当然不是！不是所有的除颤仪都叫 AED！

AED 不同于日常医院内使用的除颤仪，需要专业医护人员根据患者的心电图变化，决定是否给予电击除颤以及能量的大小。AED 作为一款便携式的自动体外除颤器，可供非专业人士使用，它适用于

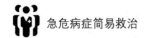

各类公共场所。AED能够自动分析患者的心率、自动判断是否需要放电、自动选择能量，操作全程语音提示，同时显示屏还会配合图示对操作者进行指引，即使是非专业人士第一次使用也会感觉得心应手。

误区二： AED的成人模式只能用于18岁以上的成年人，儿童不可以使用。

AED的使用模式取决于患者的年龄和体重。

成人模式适用于8岁或体重25 kg以上的人群；儿童模式适用于0～7岁的儿童。

针对儿童有专门的小儿电极板，如果不确定患者是否8岁以下，或者没有小儿电极板、无法切换儿童模式的情况下，可直接使用成人模式。

三、百姓问与答

Q1： 如果溺水者被救上岸后，出现心跳、呼吸骤停，是否能用AED进行急救？

A：当然可以！但此时AED一定要用对方法。若溺水者仍在水中，不能使用AED，会损坏仪器。当溺水者被救上岸后，若出现心跳、呼吸骤停，应第一时间给予心肺复苏。在使用AED前，应先将溺水者胸部擦拭干净，确保胸部及附近皮肤没有水，然后根据AED的语音提示进行操作。如果患者身体被水、汗或油浸湿，放电能量可能不充分，并且AED的操作员可能会有触电风险。尽管溺水引发心搏骤停的心律通常是不可电击的心律，但有文献指出约6%的溺水者在初步评估中被检测到具有可电击的心律，因此使用 AED 可以挽救这些溺水者的生命。

Q2：如果我救人没有成功，或者导致对方肋骨折断，我是不是会承担法律责任？

A：不会！根据《中华人民共和国民法典》第 184 条规定"因自愿实施紧急救助行为造成受助人损害的，救助人不承担民事责任"。此外，《上海市急救医疗服务条例》第 42 条规定"鼓励具备急救技能的市民，对急危重患者实施紧急现场救护。在配置有自动体外除颤仪等急救器械的场所，经过培训的人员可以使用自动体外除颤仪等急救器械进行紧急现场救护。紧急现场救护行为受法律保护，对患者造成损害的，依法不承担法律责任。"法律为好心人的施救提供了保障，因此当路遇他人突发心跳呼吸骤停时，请果断伸出援手，通过高质量的心肺复苏、正确使用 AED，在"黄金 4 分钟"内最大程度挽救生命。

27

1! 2! 3! 抬

    在灾难救援过程中,尽快使伤者离开危险区域并接受医疗救治无疑是最重要的环节。当伤员数量远超出现场救援能力时,如何提高救援效率,在最短时间内救出最多伤员,是救援人员最关心的问题。此时,正确"分流"(即对患者进行分级评估)就显得尤为重要。同时,还应注意现场的潜在危险,尽可能保障伤员和救援人员的安全。在任何情况下,当遇到怀疑有颅脑或脊髓损伤的伤者时,若无即刻生命危险,应寻求专业人士帮助。若有必要移动伤者,而施救者自身并未处于危险之中,应保持伤者处于正常的解剖位置;若伤者不能维持这个位置,应寻求专业人士的帮助。

    2007 年 9 月 25 日是建筑工小安的灾难日,他在未系防护带的情况下工作,不慎从 3 楼坠下。闻讯赶来的工友们一看情况严重,立即把小安送进医院。经过抢救,医务人员遗憾地告诉工友们:"虽然你们及时把他送来医院,救了他的命。可是,由于你们抬他来的方法不对,导致他全身瘫痪。"

一、知识园地

什么是伤员搬运

搬运伤员，与搬运物体不一样，需要结合伤情，否则会引起伤员不适甚至造成二次伤害。搬运时要能随时观察伤情，一旦病情变化可立即抢救。

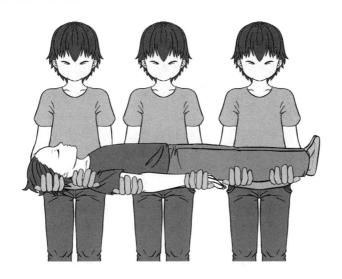

二、常见误区

误区一：盲目搬运伤员。

（1）有以下情况的之一者应暂缓搬运。

● 休克症状未纠正，病情不稳定者。

● 疑有颅内高压，有发生脑疝可能者。

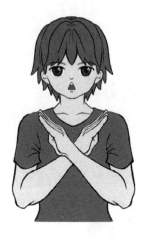

- 脊髓损伤有呼吸功能障碍者。
- 胸、腹部术后病情不稳定者。
- 骨折固定不确定或未经妥善处理者。

（2）有以下情况的之一者应暂停搬运。

- 心跳呼吸骤停进行心肺复苏者。
- 急性心包填塞可能引起心搏骤停者。
- 腹部闭合伤致血压下降剧烈者。
- 呼吸道梗阻可能呼吸停止者。

误区二：忽略环境因素。

如在火灾现场，在浓烟中搬运伤员应弯腰或匍匐前进；在有毒气泄漏的现场，搬运者应先用湿毛巾掩住口鼻或使用防毒面具，以免被毒气熏倒。

三、家庭简易救治与急救处理

1.搬运工具

（1）徒手搬运：不使用工具，而只运用技巧徒手搬运伤者，包括单人搀扶、背驮、双人搭椅、拉车式及三人搬运等。

（2）担架种类：铲式担架、板式担架、四轮担架、其他（帆布担架，可折叠搬运椅等）。

2.搬运方法

（1）一位担架员徒手搬运。

- 扶行法：适用于清醒的伤者和患者。没有骨折、伤势不重、能自己行走的伤者和患者。
- 背负法：适用于老幼、体轻、清醒的伤者和患者，更适用于溺水者。如有上、下肢,脊柱骨折不能用此法。

　●拖行法:适用于体重体型较大的伤者和患者。自己不能移动,现场又非常危险需要立即离开时,可用此法。非紧急情况下勿用此种方法,以免造成伤者和患者二次伤害,加重伤害。

　●下梯法:适用清醒或昏迷者,以及体型较大、较重伤者从楼梯往下运送。

　●爬行法:适用清醒或昏迷伤者和患者在狭窄空间或浓烟的环境下。

　●抱持法:适于年幼伤者和患者,体轻没有骨折者,伤势不重,是短距离搬运的最佳方法。

　(2) 两位担架员徒手搬运。

　●轿杠式:适用清醒伤者和患者,以及能用一臂或双臂抓紧担架员的伤者和患者。

　●椅托式:适用体弱而清醒的伤者和患者。

　●双人拉车式:将意识不清的伤者和患者移上椅子、担架或在狭窄地方搬运伤者。

　●用靠椅抬走法:让患者坐在椅子上,一人在后抬靠椅背部,另一人在前抬椅脚。

　(3) 三人或四人徒手搬运。

　●三人或四人平托式:适用于脊柱骨折的伤者。

　●三人同侧运送。

　●三人异侧运送。

　(4) 担架搬运:担架的搬运既省力又方便,是常用的方法。适用于病情较重,不宜徒手搬运,又需要远途转送的伤者。

　●帆布折叠式担架:适于一般伤者的搬运,不宜运送脊柱损伤

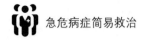
的患者。

● 组合式(铲式)担架：适用于不宜翻动的危重伤者和患者。

(5) 几种特殊伤的搬运。

● 脊柱骨折搬运：脊柱骨折的伤者,在固定骨折或搬运时要防止脊椎弯曲或扭转。因此,不能用普通软担架搬运要用木板担架,严禁采用一人抬胸、一人抬腿的拉车式搬运。搬运时必须托住伤者的头、肩、臀和下肢,这样可以不使伤者的脊柱强度弯曲以免造成脊髓断裂和下肢瘫痪的严重后果。

● 颈椎骨折搬运：3～4 人,搬运方法同脊柱骨折。首先要有专人牵引,固定头部,然后一人托肩,一人托臀,一人托下肢,动作一致抬放到硬板担架上,颈下必须垫一小垫,使头部与身体成直线位置。颈两侧用沙袋固定或用颈托(临时颈托也可),肩部略垫高,防止头部左右扭转和前屈、后伸。

● 胸、腰椎骨折搬运：先将一块木板(长度和宽度可容伤员俯卧)平放在伤者一侧,然后由 3～4 人分别扶托伤者的头、肩、臀和下肢,动作一致,把伤者抬到或翻到硬木板上,使伤者俯卧位,胸上部应稍垫高并要取出伤者口袋内的硬东西,然后,用 3～4 根布带(三角巾)将伤者固定在板上。

● 开放性气胸搬运：首先应严密地堵塞伤口,用三角巾悬吊固定伤侧手臂,再用另一条三角巾围绕胸部加以固定。搬运时伤者应采取半卧位并斜向伤侧,迅速运送医院。

● 腹部内脏脱出搬运：内脏脱出应首先用消毒纱布与碗固定脱出的内脏,搬运时伤者应采取仰卧位,膝下垫高,使腹壁松弛,减少痛苦,同时还应根据伤口的纵横形状采取不同的卧位。如腹部伤口是横裂的,就必须把两腿屈曲;如是直裂伤口就应把腿放平,使伤口不易裂开。

● 颅脑损伤搬运：颅脑损伤(包括脑膨出)搬运时,伤者应向健侧卧位或稳定侧卧位,以保持呼吸道通畅;头部两侧应用衣卷固定,防止摇动并迅速送医院。

四、百姓问与答

Q1：在搬运伤者时应当注意些什么?

A：(1)移动伤者时,首先应检查伤者的头、颈、胸、腹和四肢是否有损伤,如果有损伤,应先做急救处理,再根据不同的伤势选择不同的搬运方法。

(2)病(伤)情严重、路途遥远的伤者和患者,要做好途中护理,密切注意神志、呼吸、脉搏以及病(伤)势的变化。

(3)上止血带的伤者,要记录上止血带和放松止血带的时间。

(4)搬运脊椎骨折的伤者,要保持其身体的固定。颈椎骨折的伤者除了身体固定外,还要有专人牵引固定头部,避免移动。

(5)用担架搬运伤者时,一般头略高于脚;搬运休克伤者则脚略高于头。行进时伤者的脚在前、头在后,以便观察伤者情况。

Q2：什么时候必须搬运伤者?

A：当现场有潜在危险(如火灾)、环境不合适(如心肺复苏的地面平硬)、阻碍对其他伤者的急救时,就必须搬运伤员。

Q3：在不确定的情况下是否需要搬运伤者?

A：不要。因为不正确的搬运很可能对伤者带来二次伤害,严重的还有可能造成神经、血管损伤,甚至瘫痪,难以治疗,因此掌握科学的搬运方法很重要。

28

各种各样的伤口，你处理对了吗

　　《新民晚报》报道，2022年8月25日在轨交12号线宁国路站先后发生两起乘客从自动扶梯上摔倒受伤的事件。好在车站工作人员及时妥善处置，帮助受伤乘客清理伤口。一起为中午12时15分左右，宁国路站突然有乘客向工作人员大喊："快过来看一下，这里有乘客摔倒了。"听到乘客的呼喊声后，工作人员奔跑着赶到现场，发现有一家四口正站在上行自动扶梯边，其中两人不慎摔倒受伤。闻讯后，值班站长迅速带着医药箱到场。此时，受伤阿婆的耳朵部位受伤流血，老伯手臂擦伤，站务人员立即对两名受伤乘客的伤口进行消毒。

　　随后下午2时30分左右，有两名乘客乘坐宁国路站一部自动扶梯由站台上至站厅。当阿婆站上自动扶梯后，因怀中的婴儿不断在动，阿婆没有站稳，直接摔倒。车站工作人员发现情况后，立即按停自动扶梯。事件造成阿婆头部受伤，婴儿手臂轻微擦伤，在车站工作人员帮助下做了简单处理后，家属陪同受伤乘客前往附近医院做进一步检查。

　　可见意外经常会发生，及时正确地处理伤口是非常重要的。

一、知识园地

1. 什么是伤口

正常皮肤组织在外界致伤因子的作用下所导致的损害,皮肤完整性遭到破坏,伴有一定量正常组织的丢失,同时皮肤的正常功能受到损伤。

2. 伤口的分类

可根据伤口愈合的时间、受伤的原因、受伤的程度及阶段、伤口受污染的状况和伤口组织的颜色等进行分类。

(1)以愈合时间长短分类。

• 急性伤口:指皮肤和皮下组织完整性破坏,以及时、简单的方式愈合的伤口。急性伤口通一个有序和有时间的愈合过程达到结构和功能的完整,通常为一期愈合。如:手术及创伤性伤口、Ⅱ度烧伤伤口。急性伤口常在1~3周内愈合。

• 慢性伤口:指经过处理,持续4周以上不愈合或无愈合迹象的伤口。临床上常见的慢性伤口有糖尿病足溃疡、压力性损伤和下肢血管性溃疡。

(2)以伤口的颜色分类。

• 红色伤口:伤口基底部为健康的红色肉芽组织。

• 黄色伤口:伤口基底部为脱落细胞和死亡细菌。

• 黑色伤口:伤口有黑色的坏死组织和黑痂。

• 粉色伤口:有新生的上皮组织覆盖。

(3)以伤口受污染的状况分类。

• 清洁伤口:术前没有可见炎症,术中没有破坏无菌操作原则。

● 污染伤口：涉及消化道、呼吸道、生殖道或已污染的腔隙。

● 感染伤口：发现有急性细菌性炎症、有脓性物体及坏死组织溢出。

（4）以皮肤组织受损的阶段分类。

● 第一期：血管受阻、皮肤完整，出现指压不变白的红印。

● 第二期：皮肤破损但未超过真皮，可出现水疱。

● 第三期：表皮和真皮完全受损深达皮下组织，可出现坏死组织和凹洞。

● 第四期：深至筋膜、肌肉和骨，伤口穿透皮下组织，有广泛的损坏，有坏死组织或黑痂。

3. 清创的定义

（1）狭义：是指处理污染的伤口。

（2）广义：泛指伤口处理。清除在受创伤或感染的伤口内无生命或受污染组织，直至健康组织暴露。

4. 清创的目的

（1）去除异物、结痂及坏死组织。

（2）预防伤口或全身感染。

（3）探查坏死组织深度。

（4）更加清楚地观察伤口。

（5）对伤口做出正确的评估。

（6）促进伤口愈合。

5. 常见消毒液

（1）聚维酮碘消毒液：用于手、皮肤和黏膜消毒。对碘过敏者慎用，避免与拮抗药物同用。

（2）碘酊（碘酒）：用于皮肤感染和消毒。消毒后用75%乙醇脱碘。不宜用于破损皮肤、眼及口腔黏膜的消毒。

（3）过氧化氢溶液（双氧水）：用于化脓性外耳道炎和中耳炎、急性坏死溃疡性龈炎（文森龈炎）、齿龈脓漏、扁桃体炎和清洁伤口。高浓度对皮肤和黏膜可产生刺激性灼伤，导致疼痛，并可产生白痂。

（4）生理盐水：用于洗涤伤口。

（5）75％乙醇：用于完整皮肤的消毒。

6. 推荐消毒液

聚维酮碘消毒液，无刺激、无色素沉着、广谱杀菌、易于购买且价格低廉。

7. 一般哪些创面可以自行清创

（1）创面比较小。

（2）创面比较清洁。

（3）创面流血量比较少。

（4）创面上没有异物。

（5）有合适的消毒液。

8. 清洁创面的步骤

（1）清洁伤口。

（2）止血。

（3）处理血痂。

9. 不同类型伤口护理注意事项

（1）红色伤口：对伤口进行有效保护，并保持整洁湿润。

（2）黄色伤口：彻底清除脓性分泌物，伤口及时消炎，有效控制局部感染。

（3）黑色伤口：及时进行清创处理，根据实际情况合理选择清

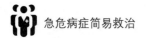

创方法。如对于慢性疾病或者年龄较大的患者,应采用自溶清创的方式。

(4)浅层伤口:预防感染,为上皮化愈合创造有利条件。

(5)全层伤口:对创面进行覆盖,促进上皮化尽早愈合。

(6)急性伤口:尽快进行清创,浅层伤口使用封闭敷料,全层伤口尽快进行缝合。

(7)慢性伤口:在处理过程中,应根据其实际情况采用有效的清创方式,使用合适的敷料,促进伤口尽快愈合。

二、常见误区

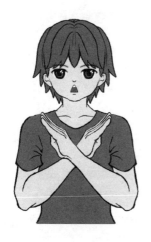

误区一:既然有伤口,就有可能会被感染;为了避免感染,应多消毒、多换药。

这是不对的。虽然消毒是必要的,但过度消毒会破坏肉芽组织,降低白细胞的活性,反而影响伤口愈合。定期换药是防止感染的一种方法,但频繁换药反而会使伤口受污染,破坏刚长好的组织、加重瘢痕。换药时间应根据伤口具体情况而定,有渗液者应及时更换敷料,无渗液者可2~3天更换1次敷料。

误区二:为了避免伤口感染,如没有专用的药膏就用口服抗生素药粉洒在伤口上,效果是一样的。

事实其实并不是这样的。不可直接将抗生素研成粉末撒在伤口上,因为局部使用抗生素药膏及粉末会影响伤口愈合。如伤口发生感染,可遵医嘱注射抗生素。

误区三:既然有伤口了,那就一定要把伤口包扎起来,这样才不会被感染。

这种想法是不对,很多人认为伤口只有包扎后才能避免污染并减轻疼痛,殊不知伤口愈合更需要有"氧"。一些小的表皮伤根本无须覆盖和包扎,暴露即可;即使需要包扎,也应松紧适宜,以免包扎过紧阻碍血液循环。

三、百姓问与答

Q1:擦破皮就该用创可贴包住伤口,这样可以防水保护伤口。

A:这是错的! 创可贴的吸水性和透气性不佳,不利于创面分泌物及脓液引流,容易引起伤口感染。

Q2:在伤口上涂粉状物,如云南白药粉、头孢胶囊粉、牙膏等可以吗?

A:不可以! 粉状物厚厚地黏附于伤口上,不利于伤口暴露,容易引起感染。

Q3:在伤口上涂酱油,或使用传统的紫药水(龙胆紫)、红药水可以吗?

A:不可以! 酱油不仅污染伤口,还可能引起伤口感染。紫药水具有杀菌、收敛(拔干)作用,使伤口表面结上一层痂,看起来干燥,但痂下细菌还在繁殖蔓延,造成伤口感染加重;紫药水还具有较强的致癌性。红药水杀菌作用小,含有重金属汞,对人体有毒;如红药水和聚维酮碘混用,红药水中的红溴汞与碘酒中碘相遇后会生成碘化汞,对皮肤有腐蚀作用。

29

糖友们，你的胰岛素打对了吗

中国糖尿病患者人数已经突破 1.4 亿，是全球第一糖尿病大国。糖尿病可分为 1 型糖尿病和 2 型糖尿病。1 型糖尿病患者的基础胰岛素水平明显低于正常，进食或服糖刺激后其胰岛素释放也不能随血糖升高而上升，胰岛素分泌曲线常呈无高峰的低平曲线，有些患者的胰岛素水平甚至不能测得。该类患者的胰岛素分泌绝对不足，必须予以胰岛素替代治疗。2 型糖尿病患者早期的基础胰岛素水平正常或高于正常，可通过药物控制高血糖。随着病情的进展，2 型糖尿病患者的胰岛功能逐渐下降，基础胰岛素水平低于正常人，药物控制效果不佳。因此，2 型糖尿病患者也需要早期使用胰岛素治疗，以更好地达到血糖控制效果。

糖友们，你真的会打胰岛素吗？你的胰岛素打对了吗？今天就让我们一起来学习一下胰岛素注射的相关知识吧。

一、知识园地

1. 什么是胰岛素

胰岛素是机体内唯一降低血糖的激素,它分为基础胰岛素和餐时胰岛素。是由胰腺内的胰岛 β 细胞受内源性或外源性物质,如葡萄糖、乳糖、核糖、精氨酸、胰高血糖素等的刺激而分泌的一种蛋白质激素。当胰岛素分泌相对或绝对缺乏时,机体的糖利用发生障碍使得血糖水平升高,进而形成糖尿病。

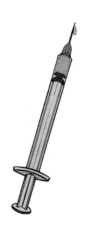

2. 胰岛素的种类

胰岛素分为人胰岛素和人胰岛素类似物。根据药效时间长短,胰岛素可以分为以下几种:

(1) 超短效胰岛素:注射后 10～15 分钟起效,高峰浓度 1～2 小时,持续时间 4～6 小时。例如:优泌乐、诺和锐。

(2) 短效胰岛素:又称普通胰岛素或正规胰岛素,为无色澄清溶液,皮下注射后的起效时间为 30 分钟,1～3 小时达到高峰浓度,持续时间 5～8 小时。例如:诺和灵 R、优泌林 R、甘舒霖 R。

(3) 中效胰岛素:为乳白色混悬液体,起效时间为 1.5 小时,5～7 小时达到高峰浓度,持续时间 13～16 小时。例如:诺和灵 N、优泌林 N、甘舒霖 N。该类药物只能皮下注射,不能静脉给药。

(4) 长效胰岛素:甘精胰岛素,注射后 3～4 小时起效,持续 20 小时以上。主要提供基础水平的胰岛素浓度,减少低血糖的发生。

(5) 预混胰岛素:短效制剂和中效制剂(R 和 N)不同比例混合,成为白色混悬液。起效时间 30 分钟,2～8 小时达到高峰浓度,持续时

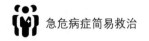

间长达 24 小时,在餐前半小时注射。通常名称中带有数字即预混胰岛素,例如:诺和灵 30/50R、优泌林 70/30、优泌乐 75/25、诺和锐 30。

3. 胰岛素注射装置的种类及优缺点

(1)胰岛素注射器。

● 优点:价格便宜,可混合不同类型胰岛素。

● 缺点:使用时需抽取胰岛素,携带和注射较为不便。

(2)胰岛素注射笔。

● 优点:剂量精确,携带及使用方便,针头细小,减轻注射疼痛。

● 缺点:使用不同类型胰岛素时不能自由配比,除非用预混胰岛素,否则需分次注射。

(3)胰岛素泵。

● 优点:模拟人体胰岛素生理分泌,减少夜间低血糖的发生;操作简便,生活自由度大。

● 缺点:价格较为昂贵;需 24 小时佩戴,对使用者要求较高。

(4)无针注射器。

● 优点:药液分布广、扩散快、吸收快且均匀,可消除针头引起的疼痛和恐惧感。

● 缺点:价格较高,拆洗安装过程较为复杂,瘦弱者可能造成皮肤青肿。

二、常见误区

误区一:胰岛素一定要放在冰箱内冷藏保存。

胰岛素的保存既怕冻、也怕热。尚未开封的胰岛素要求放置在 2~8 ℃的冰箱冷藏室内,禁止放在冷冻层或冰柜内,冷冻过的胰岛素即使融化也不能使用。已经开封正在使用中的胰岛素,可以直接放置在室温下保存,但要求室温低于 25 ℃,因室温较高会降低胰岛素的生物活性,从而降低药效。若发现室温超过 25 ℃,为防止影响胰岛素药效,已经开封的胰岛素也建议放到冰箱内冷藏,在注射前 30 分钟取出复温即可。

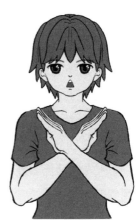

误区二:为减少费用支出,胰岛素笔用针头不钝就可以重复使用。

胰岛素笔用针头是一次性使用器械,绝对不可以重复使用!重复使用注射笔用针头存在多重风险。

(1)影响注射剂量准确性,可能出现漏液现象。

(2)针头断裂:多次重复使用会使针尖部分发生弯曲,甚至折断在人体内。

(3)针管堵塞:使用过的针管内残留的胰岛素形成结晶阻塞针管,阻碍下一次注射。

(4)注射疼痛感增加:注射针头多次使用会造成针尖翻边卷刺,针头表面的润滑层发生脱落,导致注射部位出血、擦伤,增加患者疼痛,直接影响患者的依从性。

(5)导致皮下脂肪增生。

三、家庭简易救治与急救处理

1. 正确选择胰岛素注射部位

(1)胰岛素的理想注射部位是皮下组织,若注射至皮内或肌

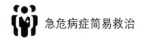

肉层则会导致药物吸收不稳定,通常选用的部位如下。

● 腹部:耻骨联合以上约 1 cm,最低肋缘以下约 1 cm,脐周 2.5 cm 以外的双侧腹部;儿童为距离肚脐 2 cm;吸收较快,适合短效胰岛素注射。

● 上臂:于外侧中 1/3;吸收速度中等至较慢,适合长效胰岛素或中效胰岛素注射。

● 大腿前侧和外侧:双侧大腿前外侧的上 1/3;吸收速度中等至较慢。

● 臀部:双侧臀部外上侧;吸收速度较慢,适合长效胰岛素或中效胰岛素注射。

(2)应轮换使用注射部位,一种已经证实有效的方案是将注射部位分为 4 个等分区域(大腿或臀部可等分为 2 个等分区域),每周使用 1 个等分区域并始终按顺时针方向轮换。在任何一个等分区域内注射时,每次的注射点都应间隔至少 1 cm,以避免重复的组织损伤。

2. 规范胰岛素注射标准 9 步骤(以胰岛素笔为例)

(1)注射胰岛素前,清洗双手。

(2)核对胰岛素的类型和注射剂量。

(3)安装胰岛素笔芯。

(4)预混胰岛素需充分混匀。

(5)安装胰岛素注射笔用针头。

(6)检查注射部位,用酒精棉球进行消毒。一旦发现注射部位出现脂肪增生、萎缩、炎症、水肿、溃疡或感染,应更换注射部位。

(7)根据胰岛素注射笔用针头的长度明确是否捏皮及进针角度。绝大多数成人 4 mm 和 5 mm 针头无须捏皮,垂直进针即可。

（8）推注完毕后，针头滞留至少 10 秒后再拔出。

（9）注射完成后立即旋上外针帽，将针头从注射笔上取下，丢弃在加盖的硬壳容器内。

3.混悬型胰岛素的混匀方法

（1）胰岛素笔放于双手手掌之间，在室温下 5 秒内水平滚动 10 次。

（2）以肘关节为中心点进行颠倒，将胰岛素笔在 10 秒内上下翻转 10 次。

（3）肉眼检查确认胰岛素混悬液是否充分混匀，如果笔芯内仍然有晶状物存在，则重复上述操作。

（4）避免剧烈摇晃而产生气泡，降低给药的准确性。

4.胰岛素笔注射针头的安装和拆卸

（1）安装：撕开针座上的纸质无菌封口/针座盖贴；将针座末端针管径直对准笔芯，旋紧在胰岛素笔上；取下外针帽和内针帽，取下内针帽时切忌折弯针头；针头朝上，轻弹胰岛素笔让气泡浮到顶端，按下注射按钮直至针尖有药液排出，即可进行胰岛素注射。

（2）拆卸：注射完毕后，套上外针帽，旋下用过的注射针头，丢弃在加盖的废弃盒内。为避免发生针刺伤，严格禁止内针帽回套。

5.其他关于注射胰岛素的注意事项

（1）胰岛素种类繁多，每一种胰岛素在使用之前，均需要阅读药物说明书，在药物有效期内使用。

（2）开封后的胰岛素，使用期限是 4 周（28 天），到期后不管是否用完都要弃去。

（3）每次打开一瓶新的胰岛素或者每次注射胰岛素前，均要检查胰岛素有无变色、变质、浑浊、结晶、结冰、絮状物等情况，发现

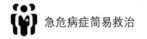

异常则禁止使用。

（4）注射胰岛素期间严密监测血糖变化，如发现血糖异常升高或波动明显应及时就医，同时检查胰岛素保存是否得当。

四、百姓问与答

Q1：自己注射胰岛素时会不会很疼？

A：糖友们，大可不必担心！因为目前注射胰岛素使用的专用针头都非常细小，大大降低了注射时的疼痛感和出血率，也可以通过一些小窍门来减少疼痛。

（1）注射胰岛素时，使用的胰岛素最好是常温的，因为温度较低的胰岛素会诱发疼痛、产生不适感。

（2）避免在皮肤感染或有硬结的地方注射，否则会诱发疼痛。

（3）避免在体毛根部注射，因为体毛根部附近往往有丰富的神经末梢，注射时会增加痛感。

（4）消毒注射部位的皮肤后，应该等酒精挥发后再注射，避免酒精从针眼被带到皮下引起疼痛。

Q2：注射胰岛素时，要不要捏起皮肤？

A：胰岛素注射应根据针头的长度决定是否需要捏皮以及注射时的进针角度。一般成人用针头长度小于5 mm，无须捏皮即可注射。儿童及部分消瘦的成人患者则需要捏起皮肤注射，捏起皮肤可以使注射部位的皮下组织变深，有效提升注射的安全性。正确的捏皮手法是：用拇指和示指或加中指捏起皮肤；捏皮时力度不得过大，会导致皮肤发白或疼痛；不能用整只手来提捏皮肤，以避免将肌肉及皮下组织一同捏起。

第三篇

急救小常识

30

120 急救电话，该如何正确拨打

急救电话 120 是连接患者和生命希望的桥梁，这条生命线必须用心用情全力守护。院前医疗急救是卫生健康事业的重要组成部分，我国在 1986 年将急救电话确定为 120，初衷就是打通生命通道，最大限度守护人民群众生命安全和身体健康。

"120"是全国统一的急救号码，该号码属于特殊号码，不收取任何费用。

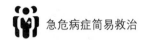

一、知识园地

1. 什么是急救医疗服务系统

急救医疗服务系统（Emergency Medical Service System，EMSS）是指具有受理应答呼救的专业通信指挥，承担院外救护的机构，可以提高心搏骤停患者的生存率。在紧急情况下在合适的区域内提供人员、器械、设备，以保证协同有效的健康服务体系。其主要任务是对创伤和急症患者的院前救治，以及将现场处理和转运途中治疗情况提供给医院工作人员。这个急救系统实际是由许多急救机构和急救环节结合组成的，包括院前急救中心、急救站和医院急诊科，以及救护员和患者身边人员。通过以上环节共同构建了现场急救链，其中任何一个环节被打断或者削弱，都会使有效救治的目的无法实现。

2. 急救医疗服务系统承担哪些救治任务

（1）院前急救医疗服务系统承担预防急症发生，识别心搏骤停，实施现场复苏及其他医疗救护，将患者转送到相应医疗机构的任务。

（2）医院急救医疗服务系统承担对送来急诊科的患者即刻进行高级生命支持，以及心肺复苏后综合性危重症的持续救治任务。

二、常见误区

误区： 只要生病都可以拨打120急救电话。

120急救中心负责处理日常危急重症患者的急救和大型突发事件、事故的救援。如果病情较轻或不需要急救的患者建议自行去医院,而不是一有风吹草动就拨打120急救电话,以免浪费宝贵的急救医疗资源,更不要骚扰和假报警,这样会使其他需要急救的患者错失救护的最佳时间。我们需要知道,120救护车不是高级"滴滴",急救人员更不是担架工,切勿无理占用他人的生命急救资源。120是我国医疗急救的唯一电话号码,是维系市民群众身体健康和生命安全的生命线和绿色通道。120救护工作分秒必争,抢救生命是与时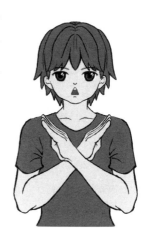间赛跑,遇到突发疾病或者出现意外生命垂危情况时,及时拨打急救电话120,避免延误最佳救治时机。120急救资源是有限的,在情急之外多一分理智,合理有限拨打120急救电话,让急救资源能够真正地为需要急救的病患服务。

三、现场如何正确拨打120急救电话

拨通120急救电话电话后,要沉着、冷静、清楚地回答急救中心调度员的询问。

(1) 现场联系人的姓名、联系方式,要将自己的联系方式准确无误地告知接线员,除了家里的座机之外,手机号也应告知。

(2) 伤病员所在的具体地点:首先要说明是哪个区,例如:上海市徐汇区,然后说明所在区的具体位置(街道、小区、楼号、门牌号等),如果小区有多个出入口要及时告知救护中心,并告知可以出入的大门,以免延误救护;如果是在室外突发意外情况,最好能

够具体到哪两条路的交叉口、向哪个方向、多少米,说明该地点附近的明显标志,如建筑物和公交车站等,以便救护车寻找。

（3）可能发生意外伤害的原因,如突发疾病、电击、淹溺、中毒、交通事故等。

（4）伤员或患者的年龄、性别、人数。

（5）伤员或患者发生伤病的时间和主要表现,如胸痛、意识不清、呕吐、呼吸困难等,问清救护车到达的大致时间。

（6）拨通120急救电话后,如果不知道该说什么,可以由120调度员来主导提问,呼救者要清楚、准确地回答问话。拨打120急救电话,一定要等救援医疗服务机构调度人员先挂断电话。

（7）如果现场只有呼救者一人而且伤员或患者出现心跳呼吸骤停,则应遵循"先呼救"原则。随着手机的普及和功能的提升,呼救者可以在向伤员或患者提供急救的同时,利用手机的免提模式拨打120急救电话。

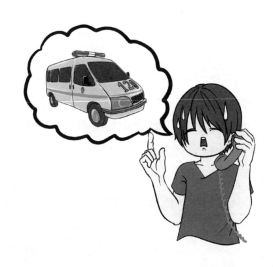

四、百姓问与答

Q1：在等待 120 救护车时,我该做些什么?

A：(1) 确保联系通畅：应守在电话旁,保持电话通畅,避免占线。随时听从医护人员的问路咨询或医疗指导。如果当时人手较多,可派一人到与急救人员约好的地点等候,接应救护车并为急救人员指路。

(2) 提前做好搬运准备。碰到需要搬运患者的情况,如果是深夜电梯会停运的楼层,等待期间应与物业沟通好,保持电梯正常运行;若是走楼梯,则应尽量清理楼道、走廊,移除影响搬运患者的杂物,方便担架快速通行。

(3) 随时关注病情。如果患者意识不清、昏迷不醒,要密切关注呼吸情况。应时不时地呼唤患者的姓名,通过观察其胸廓、肚子起伏状况等方法判断是否还在呼吸,一旦出现呼吸骤停现象,马上对其进行心肺复苏。有条件者,如家里备有电动血压计,还应关注其血压和脉搏的情况。

(4) 服常用药。老年人是对急救医疗需求最大的群体,而他们又多是慢性病患者。对于这些患者的突发情况,可以口服常用药缓解症状。例如：心脏病患者胸痛时可以口服硝酸甘油,但不宜过多,以避免血压过低。

(5) 准备既往病历、就诊卡(医保卡和合作医疗卡),耐心等待急救人员的到来。

(6) 积极配合急救人员。在"送往哪个医院"和"何时送往医院"这两个问题上经常会出现家属和急救人员意见不一的情况。

有些家属希望将患者送到公立医院或有熟人在的医院,但可能路途较远,易延误病情。急救人员到达现场后,通常会针对患者情况测量生命体征,评估一般情况,但家属由于急着送患者到医院,往往不能理解。其实,像心律失常、哮喘等疾病,应等患者病情稍稳定后再送医院,否则容易因路途颠簸加重病情。院前急救的原则是就近、就急,如在病情允许的情况下,可以考虑家属的意愿。

(7)基本急救措施:在拨打120急救电话之后急救人员到达之前,现场人员可以采取一些基本的急救措施,为挽救患者生命提供有利的条件。现场人员在急救时,首先要评估环境是否安全,做好自我防护,并使用ABCDE简明记忆法。A:气道,即判定呼吸道是否通畅;B:呼吸,即观察是否有自主呼吸;C:循环,即检查和控制外部出血;D:清醒程度,即检查神志和周围神经系统;E:暴露,即暴露伤员或患者以进一步评估和治疗。在实施所需要的紧急救护外,如果在ABCDE检查中发现任何问题,应呼叫紧急医疗服务。120急救人员会根据"五步检伤法"的具体情况,对现场家属或群众进行电话指导,告知基本处理原则。急救人员到达后,会针对患者情况进行初步检查、处理,然后决定是否立即转运。

Q2:什么情况下拨打120急救电话?

A:(1)突发脑血管意外:俗称"中风",表现为头痛、呕吐、偏瘫、失语,严重者出现昏迷、意识丧失、抽搐、大小便失禁等。

(2)心脏病发作:包括心绞痛、心肌梗死、心力衰竭、严重心律失常等。

(3)休克或虚脱:表现为全身乏力、面色苍白、四肢发凉或全身湿冷、脉搏微弱、血压下降等。

(4)严重呼吸困难或哮喘窒息,以及慢性阻塞性肺病急性加重、异物阻塞等。

（5）急性中毒：如急性酒精中毒、食物中毒、一氧化碳中毒、药物中毒、服毒自杀等。

（6）大咯血：一次咯血量超过 100 mL 或大出血。

（7）严重创伤交通事故（车祸伤）、高处坠落伤、刀伤、枪弹伤、建筑塌方挤压伤等。

（8）其他危及生命的情况：如雷击、触电、溺水、烧伤等。

如果没有出现以上较严重的情况，但经观察患者病情或伤情有继续恶化的倾向，也要拨打 120 急救电话。

31

家庭急救物品，你备齐了吗

众所周知，人体实际上是一个非常脆弱的系统。随着年龄的增长以及不良生活习惯积累的负面作用，往往非常容易患上一些对身体造成较大影响的疾病。而除了按时进行体检可以对已经凸显出来的症状进行预防和治疗以外，实际上更多危害人体生命安全的则是急性的突发疾病。

一、知识园地

　　急性的突发疾病往往在最开始的时候没有什么显著的症状，并且很难引起患者的注意，但是这些疾病一旦发作就会危及生命，如比较常见的突发性心脏病、脑卒中等。而在这样的情况之下，在家中常备一些急救物品就成了最好的选择。

　　家庭急救物品除了常用的消毒、包扎和防护用品外，急救药物以心血管系统、神经系统的急救药物为主，辅以止痛药物和外用药物。

二、常见误区

　　误区：突发疾病可以直接去医院，没必要备家庭急救物品。

　　我国大部分家庭还没有自备家庭急救箱的习惯。实际上，在日常生活中难免有"万一"的状况发生。比如老年人十有八九都有一些慢性疾病，天气变化时，老年人因血管弹性差，突然的血管收缩容易造成血压升高，出现心脑血管急症，其中心肌梗死这种急性缺血性疾病是老年人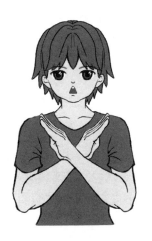常见的突发急症之一，除了需要遵医嘱服用的药物外，平时不妨多备点硝酸甘油，一旦觉得有胸闷、心脏不适，或是出现了心绞痛，便立即含服。又如小朋友不慎磕碰摔伤，家里有备用的消毒物品和

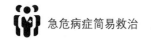

包扎用品,在去医院治疗前先做初步的处理,可以减少感染的机会。

"未雨绸缪"一直是中国老百姓认可的一种生活处事方式,本意是趁着天没下雨先修缮房屋门窗,比喻事先做好准备工作,预防意外事件的发生。因此,每个家庭都应准备常用的急救物品,以备不时之需。

三、家庭常备急救物品

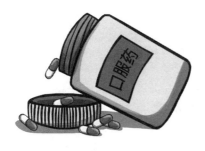

1. 消毒物品

(1)聚维酮碘消毒液:在医疗上用作杀菌消毒剂,可用于皮肤、黏膜的消毒,也可处理烫伤、皮肤霉菌感染等。需注意的是,聚维酮碘消毒液不能与红汞等拮抗药物同用。

(2)酒精棉球:经灭菌处理的脱脂棉球吸取医用酒精制作而成,具有对人体皮肤消毒、防止感染的功效。日常生活中可以购买便携式独立包装,不仅携带方便,而且能更好地保存。

(3)生理盐水:用于清洗伤口,基于卫生要求最好选择独立的小包装或中型瓶装的。需要注意的是,开封后用剩的应该扔掉,不要再放进急救箱。如果没有生理盐水,可用未开封的蒸馏水或者矿泉水代替。

(4)医用消毒湿巾:主要用于伤口表面消毒,具有清洁、消毒一步到位的特点。在使用消毒湿巾纸的过程中,需要确保"一物一巾,一床一巾"。

2.包扎物品

（1）医用纱布：用来覆盖伤口,它既不像棉花一样有可能将棉丝留在伤口上,移开时也不会牵动伤口。在使用时,要根据人体的舒适度对医用纱布进行适当的调整。

（2）创可贴：主要用于小创面、伤口包扎,各种尺寸都要有,防水创可贴、带药创可贴都要备全。

（3）绷带：包扎伤口处或患处的纱布条,是常见的医疗用品之一,有许多不同种类和多种包扎方法,需要根据受伤部位来选择合适的种类和包扎方法。

3.防护物品

（1）口罩：主要用于隔离口鼻腔气体对创面的污染,防止施救者被感染。需要注意的是,佩戴前后必须洗手,佩戴一次以后立即更换。

（2）一次性手套：防止人体直接接触伤口,避免交叉感染。

（3）速干手消毒剂：皮肤应急消毒。

4.急救药物

（1）内服药：常用的内服急救药有阿司匹林、硝酸甘油、速效救心丸、布洛芬等。

● 阿司匹林：归为解热镇痛药类,在国内为非处方药,具有镇痛、消炎、解热、抗风湿和抑制血小板聚集等作用,可用于预防动脉血栓、慢性稳定性或不稳定性心绞痛、心肌梗死、人工心脏瓣膜血栓形成、缺血性脑卒中及一过性脑缺血发作等,并可有效降低急性冠脉综合征患者的病死率。用药时需要注意的是：① 阿司匹林用于急救服用时一定要咀嚼后吞服,以利于药物快速吸收发挥药效。② 阿司匹林作为二级预防,宜选用肠溶制剂,减少药物对胃的刺

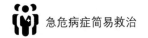

激;长期大量服用时胃肠道不良反应最常见,如恶心、呕吐、胃出血等,其他有凝血障碍、过敏反应等。

● 硝酸甘油:抗心绞痛药,在国内为处方药,主要用于急性冠脉综合征,也用于治疗急、慢性心力衰竭和高血压急症等。舌下含服速效硝酸甘油类药物仍为世界公认救治急性心肌梗死和缓解冠心病、心绞痛的首选急救药物。常见的不良反应有头痛、面部潮红、心动过速、恶心、呕吐、视力模糊、直立性低血压等。青光眼、颅内压增高、脑出血及低血压伴虚脱者禁用,使用时应密切观察心率和血压。用药时需要注意:① 含服硝酸甘油应尽量采用坐位,以防止直立性低血压;② 如果患者舌下黏膜明显干燥,舌下含服会影响效果或无效,可以先喝水湿润口腔后再含服;③ 舌下含服硝酸甘油如没有麻刺烧灼感,表明药品已失效,应更换药物。

● 速效救心丸:对心绞痛有不错的治疗及预防作用,实际上也是大多数有老年人的家庭需要常备的药物。速效救心丸是我国自研的中成药,由川芎、冰片等成分组成,相对比较温和。虽然在治疗心律失常和心脏病的方面并没有特别强大的效果,但是相对应的不良反应也很少。服用药物时需要注意:① 用于急救,服用方法很重要。速效救心丸最好是坐着服用,因为站着含服时头部位置较高,常因周身血管扩张致血压降低而引起晕厥;躺着含服因心脏位置较低,会因大量血液回流心脏致使心脏储血量突然增加而加重心脏负担,心绞痛反而不易得到控制。② 速效救心丸的用量一般为每次4~6粒,含服后5分钟起效;如果用药10分钟后症状仍未缓解,可酌情再服用一次;若连服2次仍不能奏效,需立即拨打急救电话。

● 布洛芬:作为一种十分常见并且被广泛应用的止痛药,在大多数人的印象之中都是用来缓解女性经期疼痛的一种药品，但是实际上这种西医成药的作用远远不止如此，其在众多的领域都有着不错的效果。一般来说不管是长期劳累造成的牙痛和偏头痛，还是在剧烈运动之后引起的关节疼痛，都可以使用布洛芬进行缓解。主要用于缓解轻至中度疼痛（如关节痛、肌肉痛、神经痛、头痛、偏头痛、牙痛、痛经），也可用于普通感冒或流行性感冒引起的发热。但是布洛芬在作用强大的同时，也存在着不少不良反应。如果有着长期服用这种药物的习惯的话，很有可能会出现消化不良甚至发展成严重的胃溃疡。

（2）外用药：常用的外用急救药有云南白药气雾剂、莫匹罗星（百多邦）、湿润烫伤膏等。

- 云南白药气雾剂：止血化瘀，消肿止痛。
- 百多邦：用于治疗皮肤的细菌感染。
- 湿润烫伤膏：用于各种烧、烫、灼伤。

四、百姓问与答

Q1：如果服用了急救药物，是不是就不用去医院了？

A：服用急救药只能帮助患者缓解症状，为送医治疗争取黄金时间。因此，当突发疾病时，服药后仍应立即拨打急救电话送医院救治。

Q2：家庭急救箱要如何保管？

A：急救药箱建议放在老年人床头，方便自救。虽然备好急救药箱很重要，但急救药品的保存更重要，否

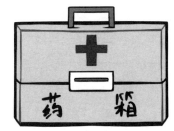

则药品丧失药效就起不到急救作用。定期帮助老人整理药品，每3个月检查一次有没有过期的药物，尽量选择非处方药，因为它们一般疗效确切、用法简单；常备药最好少而精，量不用过多，最重要的是看它能不能"药到病除"。老年人应尽量选用口服药品，如果家里有吞咽困难的老年人，选购药品时建议选择糖浆制剂、溶液或颗粒剂，最好选用长效制剂以减少服药频次。